健保伴隨式
基因檢測
抗癌藥物 指引

總編輯： 張偉嶠　郭俊男

郭俊男　顧文輝　吳天元　忻彥君
周聖博　林泊宏　張晴雯　陳承維
馮聖翔　趙明德　劉玟彤　蔡宜珊

合著

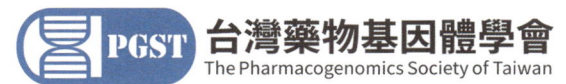

推薦序

台北醫學大學藥學院張偉嶠院長請我幫這本書寫序時，我是有點遲疑的。因為這是相當專業的一本書，對我這個離開臨床工作很久的醫師而言，閱讀起來已經有些吃力，更何況要介紹它。但是這本書是在健保的支付制度下的產物，我好像也不能推說對健保不熟，因此我接受偉嶠的邀請。

醫學的進展是飛快的，以往被認為是無藥可救的疾病，尤其是癌症，現在陸陸續續發展出來新的藥物和技術可以治療。只不過這些藥通常很昂貴，已經不是一顆十塊錢的價位，因此要使用這些先進的藥物，可能花掉一輩子的積蓄還不夠，還好台灣有全民健保，可以幫助需要的人取得藥物而不必傾家蕩產。但是健保並沒有無限的資源，以現在發展出來的這些昂貴新藥來說，勢必無法像以前用"亂槍打鳥"的方式去嘗試，看對病人是否有效；更何況這些藥可能只對某些人有效，對其他相同疾病的病人卻無效，甚至反而有嚴重的副作用。所以找出適合的病人來治療，便是新治療方法的重點，我們稱之為"精準醫療"。

拜基因體學蓬勃發展之賜，基因檢測的技術也快速發展，除了單基因檢測之外，目前也有檢測多基因變異點的次世代基因檢測（Next Generation Sequencing，NGS）技術，這些技術可以幫忙找出適合以這種新藥治療的病人。NGS 的技術、加上"健康政策與醫療科技評估中心（Center for Health Policy and Technology Assessment，CHPTA）"的成立、以及暫時性支付制度的施行，將成為癌症新藥納入健保給付的三大支柱，讓適合的病人有機會更早使用新藥。以事先檢測的數據預測治療的成效，再以使用新藥後得到的"真實世界數據（real world data，RWD）"經過評估中心的評估、再評估確定療效以決定是否納入健保的常規治療。

「健保伴隨式基因檢測抗癌藥物指引」這本書可以是醫學、藥學教學的教科書，也可以是臨床工作者的指引，更可以是健保審查委員的重要參考。我相信這本書的內容會隨著醫學的進步逐漸增加和更新，也將會推動新一代的醫療進展。

薛瑞元
台北醫學學大學講座教授、前衛生福利部部長
2025.1.21

推薦序

　　偉嶠院長是一位非常傑出的藥師科學家，年輕時就讀於台北醫學大學藥學系，當時的他即胸懷遠志，經常思索未來如何以所學專長服務社會、貢獻人群。碩士班就讀於成功大學醫學院藥理學研究所，師承張文昌院士，在藥物作用的分子機制探討及藥理學相關領域建立了堅實的基礎；研究所畢業之後偉嶠隨即擔任衛生署藥政處審查員，將所學的知識理論與藥學臨床實務做了非常好的連結。為了追求更進一步的學術生涯，他在教育部公費支持之下前往英國牛津大學生理解剖暨遺傳學研究所進修博士學位；並在完成博士論文之後加入日本理化學研究所，在國際大師中村祐輔教授的指導之下從事許多基因體醫學相關的研究，這些學習及成長經歷提供了他回到台灣之後在推動藥物遺傳學、藥物基因體學及免疫系統基因監控等領域堅實的能量。

　　偉嶠是一位才華洋溢的科學家，過去15年有非常傑出的研究成果，也獲得國內外許多重要獎項的肯定；因為具有優異的協調能力及服務的熱誠，他也擔任了臺北醫學大學及台灣不同學會與社群的行政工作。他目前擔任臺北醫學大學藥學院的領航人、台灣藥物基因體學會理事長及國科會藥學暨中醫藥學門召集人，可想而知他有非常繁重的行政及教學的工作，但是偉嶠院長始終秉持年輕時的初衷，始終在思索如何將所學專長回饋於社會。這十年來他擔任衛生福利部實驗室開發檢測諮議委員、食藥署再生醫學諮議委員、健保署藥物審議委員、中研院IRB、衛福部全民健保爭議審議委員、藥害救濟基金會官派董事等，可謂用盡洪荒之力回饋這個社會！他更是台灣極為少數同時具有前端研究能力，又熟悉藥事臨床相關法規，且能夠與國際接軌的領域專家。他將這幾年擔任健保署新藥審議委員及衛福部爭議審議委員所面臨的許多實際經歷，尤其是從政府在研擬次世代基因分析檢測伴隨診斷及抗癌藥品給付相關規定的方向切入，帶領台灣藥物基因體學會的醫療專家與藥界學者編列了「健保伴隨式基因檢測抗癌藥物指引」。這本書除了強調科學實證的精神外，背後更有滿滿的關懷與暖暖的溫度。期待透過教育的方式來提升專業人士及一般大眾對檢測伴隨診斷與藥品給付相關連動的了解與重視，將是推動台灣健保永續經營重要的基石之一。個人萬分榮幸推薦這本書給所有的讀者！

司徒惠康
國家衛生研究院 院長
2025.01

推薦序

　　臺灣藥物基因體學會在張偉嶠理事長的領導下，聚焦研究及發展精準醫療，曾舉辦多次高品質的研討會，提升臺灣的精準醫療水準。精準醫療這類的新科技，一般費用昂貴，並且大多未完全列入健保給付。使用這類醫療，對癌症病人而言，雖是最後一線治療新希望，但其有時有效，有時效果短暫，有的則效果未盡理想，但因費用高昂，總也為家庭造成沉重經濟負擔。目前在臺灣癌症基金會及一些病友團體，民意代表及相關醫學會同仁的積極奔走爭取下，已有部分基因檢測及精準治療藥物為衛福部及健保署接受，列入健保給付或編列特別專款預算支付。

　　唯次世代基因定序(NGS)及醫療藥物的發展，日新月異，速度超快，醫學文獻及臨床試驗成果的判讀解析，可謂複雜難懂，即使癌症專家學者，亦覺吃力。臺灣藥物基因體學會編輯發行的這本「健保伴隨式基因檢測抗癌藥物指引」，選定世代定序技術對小細胞肺癌、大腸直腸癌，及慢性骨髓性白血病 等 癌症治療已有具體成效的項目，邀請學者回顧考察 ALK 基因，EGFR 基因，MET 基因及 ROS-1 基因對肺癌；BCR-ABL 基因對慢性骨髓性白血病，FLT3 基因於白血病；BRAF 基因，BRCA 基因，NTRK 基因，及 PDL1 蛋白對癌症；EGFR 2 基因對膽管癌，和 RAS 基因於大腸直腸癌等癌症的治療運用，整理其最新臨床成果，並慎重再邀請資深專家校對，編輯撰寫成指引；相信此一診斷指引的發行，未來一定會對台灣癌症精準醫療臨床水準的提升有所助益，不僅有助於患者病家查詢，亦有益於專業人士參考，對健保署制定給付規定及管控費用、統計癌症治療成效及數據收集，和台灣生技醫療產業的發展有非常大的幫助。

李飛鵬

台灣醫院協會理事長

2025.01

推薦序

在這個醫療科技日新月異的時代，癌症治療正邁向精準醫療的新紀元。「伴隨式診斷」(Companion Diagnostics) 作為精準醫療的核心基石，正逐步融入臨床決策，成為癌症治療中不可或缺的關鍵元素。透過伴隨式診斷技術，醫療人員得以藉助基因檢測和分子診斷等創新工具，精準篩選出最適合患者的治療方案，不僅能顯著提升治療效果，還能減少無效療法所帶來的醫療資源浪費及不必要的副作用，大幅改善患者的生活品質。

但隨著諸如 ALK、BRCA、PD-L1 和 HER2 等基因檢測技術的發展，以及相關標靶藥物和免疫治療的廣泛應用，癌症診療模式發生了革命性轉變。然而，新技術的普及也同時為醫療政策制定者帶來了全新挑戰：如何在有限的資源下，在高昂的醫療成本與全民健保的公平性與永續性之間取得平衡？如何有效整合這些尖端技術，使每一位需要的患者都能公平受惠？本書「健保伴隨式基因檢測抗癌藥物指引」的編撰正是為了回應這些問題。它匯集了眾多一時之選專家之心血，從藥物作用機制、基因檢測技術、臨床試驗證據、健保給付規範到藥物使用注意事項及副作用等多方面提供詳盡解析，旨在為讀者繪製出一幅完整的伴隨式診斷與癌症治療的藍圖。

未來，我們期望透過本書的出版，能促進分子診斷技術、新型抗癌藥物和免疫治療在臨床中的全面應用，同時加強醫療機構、檢測單位及製藥企業間的跨部門合作。此外，我們也希望藉此提升醫療從業人員對精準醫療的認識與技術掌握，進一步優化癌症患者的健康服務，最終惠及患者，為更多家庭帶來希望與幸福。

作為身處癌症治療最前線的醫師，我們深刻體會到癌症患者及其家屬在抗癌旅途中的痛苦與期盼，並深知肩負的醫療責任之重大。本書的問世不僅回應了現代醫療與健保制度的需求，更是科學研究與臨床實務結合的成果。我們相信，這本書能夠協助我們提升醫療品質，使我們以更加先進且科學化的方式守護病患，幫助更多癌症家庭重拾健康與歡笑。

我深信，在各界的共同努力下，伴隨式診斷技術將在台灣蓬勃發展，並讓台灣在全球精準醫療浪潮中占有一席之地。作為血液病學會理事長，我感到無比榮幸能親見本書的誕生與發行，也期盼它能成為癌症患者的福音，造福更多家庭與社會。讓我們攜手合作，為患者創造更好的未來，為社會推動全新的健康時代，以共同迎接精準醫療的耀眼新篇章！

柯博升

中華民國血液病學會理事長

2025.01

推薦序

精準醫學跨領域合作的完美範例：「健保伴隨式基因檢測抗癌藥物指引」

跨入 21 世紀，癌症治療從經驗醫學、實證醫學進一步走到精準醫學，伴隨臨床、病理和基因的大數據和個人資料精準分析而來的是各種標靶藥物及其對應檢測的開發和應用，讓癌症的診斷和治療進入個人化精準腫瘤醫學 (Personalized Precision Oncology) 的階段，方興未艾。

台灣的健保制度是這波精準腫瘤診治的重要推手。2007 年啟動 EGFR-TKI 在晚期肺癌治療給付，二十年來持續同步國際，提供最新標靶抗癌藥物於臨床治療，並依用藥需求，給付對應之伴隨式 (companion or complementary) 診斷檢測，務要我們的癌症診治達成精準腫瘤醫學的世界水準。

精準用藥的基石是精準檢測。台灣的腫瘤標靶藥物用藥檢測日新月異，從單基因單位點到多基因多標的，從 Sanger sequencing 到 Multiplex PCR，近年也增加免疫染色評估蛋白表現，而可以同時定序多突變標的甚至全外顯子、全基因體的 Next Generation Sequencing（NGS）方法也逐漸成為精準檢測的主流。

面對這麼快速的癌症診療演化，各個醫學領域的合作至為關鍵；這本「健保伴隨式基因檢測抗癌藥物指引」結合臨床藥師和病理醫師的專業，堪為範例。張偉嶠院長和北醫大藥學院的同仁在藥物基因體學和臨床藥學領域皆是國內翹楚，而台北病理中心顧文輝執行長是台灣發展分子病理、精準檢測和建置實驗室認證和法規最具經驗的資深專家。強強聯手，這本手冊涵蓋全部健保癌症標靶藥物之介紹，包括藥物機轉學理、適用條件及處方原則，羅列其副作用等注意事項，並介紹其伴隨之精準檢測，著實為精準醫學跨領域合作的完美範例！無論是診間或癌症多專科團隊會議，這本手冊誠屬必備，我樂於推薦。

周德盈主任 / 教授
臺北醫學大學附設醫院精準醫學研究中心
2025.01

推薦序

　　基因分子診斷的臨床應用與個人化用藥治療，正不斷地重新定義人類對疾病與健康的認知。在當前生技製藥產業與精準醫療蓬勃發展的時代，癌症已不再是不治之症，甚至出現治癒的可能性。基因研究為新藥研發提供了寶貴的資訊，幫助科學家及臨床醫療團隊理解特定基因變異如何導致疾病，從而揭示疾病的發生與發展機制，促進更有效且更安全的治療方法開發。透過基因研究與臨床應用，不僅可以確定疾病機制、提高臨床試驗效率、發掘新的藥物作用標的，還能實現個體化治療、預測藥物臨床反應，甚至開創新穎的治療策略。

　　「健保伴隨式基因檢測抗癌藥物指引」一書的適時出版，已成為台灣在癌症精準治療領域的重要里程碑。本書按照不同癌症類型及相關檢測基因，劃分為 13 大類，全面整理了現行台灣最新納入健保給付的分子診斷與基因檢測，並詳述各類癌症治療藥物的臨床應用要點，內容涵蓋：藥品種類、作用機轉、檢測基因及檢測方法、健保給付適應症、臨床實證、臨床注意事項及常見副作用等重點，為各職類醫療專業人士、癌症領域研究者，乃至病人提供了極具實用性且可信賴的參考資料。

　　本書的一大特色是圖文並茂的呈現方式。簡明易懂的示意圖可輔助讀者理解藥物與基因相關的作用機制、基因變異對疾病的影響及藥物的作用原理，並結合臨床試驗證據展示治療成效。這些機制圖不僅對專業人士有參考價值，亦能幫助非專業讀者快速掌握癌症精準治療的基本概念與原理。此外，本書多數作者為專業的臨床藥師，彰顯藥師在精準醫療中的關鍵角色。藥師不僅是藥物治療管理的執行者，更是基因檢測解讀與藥品選擇的專業顧問。在醫療團隊中，藥師協助醫師設計最佳治療方案，並從治療藥品選擇、健保給付狀態、療效與副作用監測到經濟效益評估，進行全程監控，確保治療的安全性、有效性且符合經濟果效。藥師角色的充分發揮，能有效提升臨床治療成效，並成為癌症治療團隊中不可或缺的重要成員。

　　我深感榮幸能應台北醫學大學藥學院張偉嶠院長之邀為此書撰寫序言。本書作者團隊由分子病理專家、台北醫學大學藥學系教授及北醫三院優秀的癌症臨床藥師專家組成，他們憑藉豐富的癌症專業知識與臨床實務經驗，為讀者獻上一部兼具學術性與實用性的佳作。衷心期望讀者能從本書中汲取癌症治療與基因檢測的核心知識與臨床運用精髓，推廣並落實於臨床決策與照護，共同為提升癌症病人的用藥照護品質，貢獻珍貴的力量。

張豫立

臺灣臨床藥學會理事長

2025.01.20

出版序

隨著基因定序技術的日行千里，基因檢測逐漸成為實踐精準醫療的核心。過去，疾病的診斷與藥物的選擇高度仰賴組織切片，而現在，基因檢測可以讓我們從分子層面來理解疾病，這也開創了個人化醫療的全新時代。

癌症治療是患者與健保的巨大經濟負擔。癌症藥物的價格昂貴，易引起不良反應副作用，更需要精準選擇藥物，不然可能導致療效不佳，甚至對患者造成傷害。因此，以基因伴隨式診斷的「對症下藥」成為選擇治療方案的關鍵，旨在提高治療的成功率並減降低用藥風險。

2024年5月，健保署決定將次世代基因定序（NGS）納入健保給付，涵蓋了14種實體腫瘤、6種血液腫瘤及至少36項癌症基因檢測用藥。隨著政策的落實，加上越來越多伴隨式診斷藥物的問世，未來的癌症治療將朝向精準化及個人化的方向邁進。在這樣的背景下，臨床醫師和專科藥師的相互合作尤為重要，以藥物基因體學知識來檢視病患者的基因檢測結果，進而提供最佳的用藥選擇與臨床治療建議。

2024年4月，偉嶠協助健保署修訂第9節抗癌瘤藥物中涉及伴隨式檢測之標靶藥品給付規定，深感精準醫療的普及將有助於降低無效治療所帶來的醫藥浪費，減輕醫療體系的負擔，提升醫療資源的使用效率。於是，將出版書籍的想法向台灣藥物基因體學會理監事同仁報告。當我們期望新藥能更迅速且公平地造福更多患者時，我們更應積極分享與普及專業知識，為醫療人員提供清晰且完整的醫藥資訊，幫助他們了解健保政策下的癌症標靶藥品給付機制，以實現藥物的可近性與公平性為目標，共同促進全民健康。在大家的支持下，我與郭俊男老師啟動了書籍的編撰與最後的出版付印。

我要特別感謝薛瑞元部長、司徒惠康院長、李飛鵬董事長、周德盈主任、柯博升理事長、張豫立理事長為此書撰寫推薦序。我要謝謝付出辛勤努力的作者群（顧文輝、吳天元、忻彥君、周聖博、林泊宏、張晴雯、陳承維、馮聖翔、趙明德、劉玟彤、蔡宜珊），如果沒有他們的無私奉獻，就無法催生「健保給付伴隨式診斷抗癌藥物指引」一書的出版。最後，希望此書能為NGS納入健保給付政策及伴隨式診斷抗癌藥物政策提供有價值的解說，期待我們一起為醫藥公平、藥物創新及健康台灣而努力。

張偉嶠
台灣藥物基因體學會理事長、台北醫學大學藥學院院長
2025.01

作者群

顧文輝：台北病理中心

郭俊男：臺北市立萬芳醫院藥劑部

吳天元：臺北醫學大學藥學系

忻彥君：臺北市立萬芳醫院藥劑部

趙明德：衛生福利部雙和醫院藥劑部

蔡宜珊：臺北醫學大學附設醫院藥劑部

周聖博：臺北醫學大學藥學系

林泊宏：衛生福利部雙和醫院藥劑部

張晴雯：臺北醫學大學藥學系臨床藥學組

陳承維：臺北醫學大學藥學系臨床藥學組

劉玟彤：臺北醫學大學藥學系臨床藥學組

馮聖翔：臺北醫學大學藥學院臨床基因體學暨蛋白質體學 碩士學位學程

繪圖協助

吳憶晴：臺北醫學大學藥學系臨床藥學組

魏淳郁：臺北醫學大學疫苗暨腫瘤新抗原分析核心實驗室

目錄

CONTENT

第一章：ALK 基因於肺癌治療之應用

　　劉玟彤、張晴雯　審：忻彥君 1

第二章：BCR-ABL 基因於慢性骨髓性白血病治療之應用

　　忻彥君　審：郭俊男 10

第三章：BRAF 基因於癌症治療之應用

　　蔡宜珊　審：郭俊男 24

第四章：BRCA 基因於癌症治療之應用

　　趙明德　審：林泊宏 31

第五章：EGFR 基因於肺癌治療之應用

　　林泊宏　審：趙明德、郭俊男 38

第六章：FGFR2 基因於膽管癌治療之應用

　　劉玟彤　審：忻彥君 47

第七章：FLT3 基因於白血病治療之應用

　　　　吳天元　審：林泊宏 52

第八章：MET 基因於肺癌治療之應用

　　　　陳承維　審：蔡宜珊 61

第九章：NTRK 基因於癌症治療之應用

　　　　趙明德　審：林泊宏 66

第十章：PDGFRA 基因於腸胃道間質瘤治療之應用

　　　　吳天元　審：林泊宏 72

第十一章：PD-L1 蛋白於癌症治療之應用

　　　　馮聖翔、周聖博　審：蔡宜珊、郭俊男 77

第十二章：RAS 基因於大腸直腸癌治療之應用

　　　　郭俊男　審：趙明德 106

第十三章：ROS-1 基因於肺癌治療之應用

　　　　郭俊男　審：趙明德 112

第一章：ALK 基因於肺癌治療之應用

作者：劉玟彤、張晴雯

>> 藥品成分名

Crizotinib, ceritinib, alectinib, lorlatinib, brigatinib

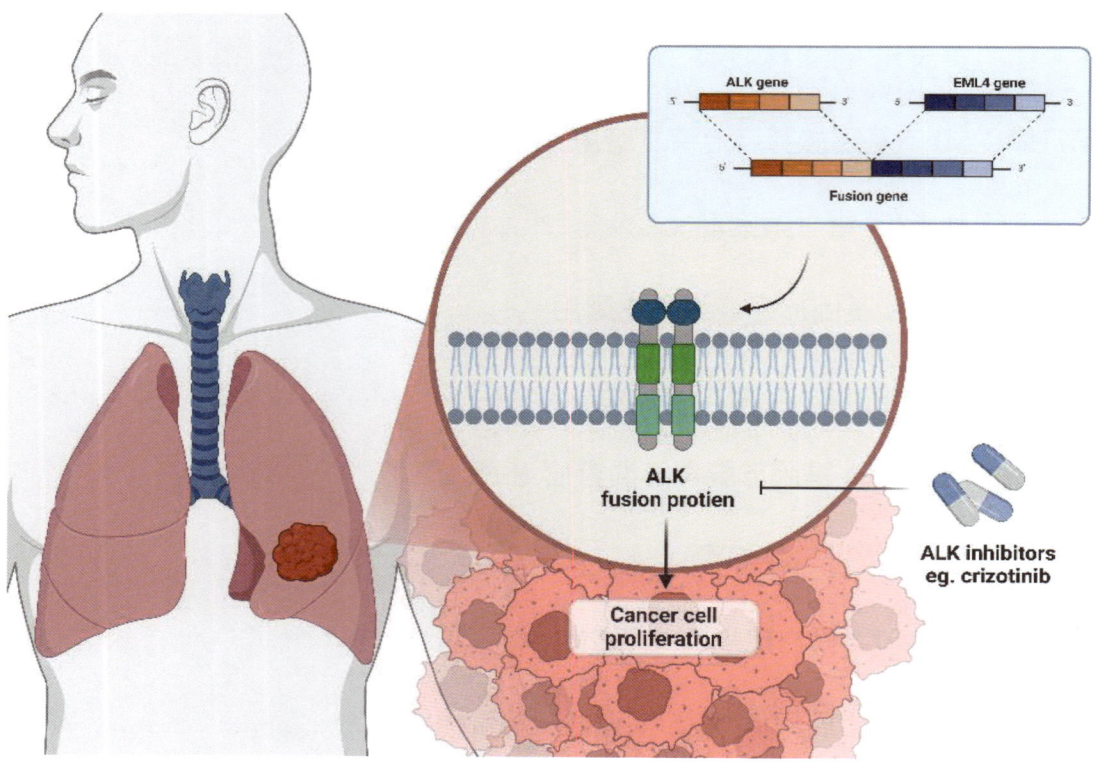

>> 作用機轉

ALK 基因是一種 receptor tyrosine kinase，能參與調控細胞增生的信號傳導途徑。ALK 基因重組形成棘皮動物微管蛋白 4（echinoderm microtubule-associated protein-like 4, EML4）和 ALK 的融合基因（EML4-ALK fusion gene），此種突變有致癌性。ALK 抑制劑可抑制 ALK 磷酸化作用以及其下游訊息傳遞，進而抑制癌細胞增生。

檢測之基因

ALK gene fusion (ALK gene rearrangement)

基因檢測之方式

組織免疫染色 immunohistochemistry (IHC) 的專一度及靈敏度皆不錯，為臨床上最優先使用的診斷方法，取代了其他方法例如螢光原位雜交 fluorescent in situ hybridization (FISH)。另外將它放入一個癌症套組 (cancer panel) 中，為眾多目標基因之一，使用反轉錄 PCR/定量反轉錄 PCR (RT-PCR/RT-qPCR)，或次世代定序 (next generation sequencing) 也都是可行的方式。

健保給付適應症

目前 crizotinib、ceritinib、alectinib、brigatinib、lorlatinib 衛福部所核准的適應症皆為 ALK 陽性之晚期非小細胞肺癌，此適應症被涵蓋於健保藥品給付規定中，須經事前審查核准後使用，初次申請時需檢具確實患有非小細胞肺癌之病理或細胞檢查報告，以及符合本保險醫療服務給付項目及支付標準伴隨式診斷編號 30105B 規定之 ALK 突變檢測報告，再次申請時需附上治療後相關臨床資料，若病情惡化即不得再次申請，每次申請療程以三個月為限。

Crizotinib、ceritinib、alectinib、brigatinib、lorlatinib 用於 ALK 陽性之晚期非小細胞肺癌治療時，僅得擇一使用，除因病人使用後，發生嚴重不良反應或耐受不良之情形外，不得互換。若 ALK 陽性的晚期非小細胞肺癌患者使用 ceritinib、alectinib 或 brigatinib 治療後病情惡化，可申請使用 lorlatinib。若 ALK 陽性的晚期非小細胞肺癌患者使用 crizotinib 治療後病情惡化，可申請使用 brigatinib。

臨床實證

使用 crizotinib 治療未接受過化療的晚期 ALK 陽性非鱗狀非小細胞肺癌 (NSCLC) 患者的療效與安全性於一項第三期臨床試驗 PROFILE 1014 中被證明。343 名患者被隨機分配接受口服 crizotinib (250 mg，每天兩次)，或接受 Pemetrexed (500 mg/m^2) 加 cisplatin (75 mg/m^2) 或 carboplatin (目標 AUC 為 5 到 6 mg/mL/min) 的化療。實驗組與對照組的無惡化存活期中位數分別為 10.9 個月和 7.0 個月 (p <0.0001)，客觀反應率為 74% 和 45% (p <0.0001)，反應持續時間中位數為 11.3 個月和 5.3 個月，兩組的整體存活期沒有顯著差異。而使用 crizotinib 治療先前接受過一種含鉑化療的晚期 ALK 陽性 NSCLC 患者的療效與安全性於一項第三期臨床試驗 PROFILE 1007 中被證明，347 名患者被隨機分配至實驗組接受 crizotinib (250 mg，每天兩次)，或對照組，接受 pemetrexed (500 mg/m^2) 或 docetaxel (75 mg/m^2) 治療。追蹤時間中位數為 12 個月，實驗組與對照組的無惡化存活期中位數分別為 7.7 個月和 3.0 個月 (p <0.0001)，客觀反應率為 65% 和 20% (p <0.0001)，反應持續時間中位數為 7.4 個月和 5.6 個月，兩組的總存活期沒有顯著差異。

使用 ceritinib 治療晚期 ALK 陽性非鱗狀 NSCLC 患者的療效與安全性於一項第三期臨床試驗 ASCEND-42 中被證明。376 名患者中有 19 名患者曾經接受過化療，357 名沒有。所有患者被隨機分

配至實驗組，接受 ceritinib (750 mg/ 天) 治療，或對照組，接受 cisplatin (75 mg/m^2) 或 carboplatin (目標 AUC 為 5 到 6 mg/ml/min) 加上 pemetrexed (500 mg/m^2) 治療。追蹤時間中位數為 19.7 個月。實驗組與對照組的無惡化存活期中位數分別為 16.6 個月和 8.1 個月 (p <0.00001)。客觀反應率為 72.5% 和 26.7%，反應持續時間中位數為 23.9 個月和 11.1 個月。整體存活期數據在資料分析時尚未成熟，估計 2 年整體存活率為 70.6% 和 58.2%。

Alectinib 對於未曾接受全身性治療的 ALK 陽性晚期 NSCLC 病人的療效，是由一項第三期臨床試驗 ALEX 所確立。303 名患者被隨機分配至實驗組，接受 alectinib (600mg，每天兩次)，或對照組 crizotinib (250 mg，每天兩次)，主要觀察結果是患者的無惡化存活期。在此試驗以及後續的追加研究中，兩組的追蹤時間中位數分別為 37.8 個月和 23.0 個月，實驗組與對照組的無惡化存活期中位數分別為 34.8 個月和 10.9 個月 (p <0.0001)，總存活期為 48.2 個月和 23.3 個月 (p =0.0376)。

Brigatinib 用於 ALK 陽性的晚期非小細胞肺癌 (NSCLC) 病人，是根據一個第三期的臨床試驗 (ALTA-1L)。這個研究所納入的對象是先前未曾接受 ALK 標靶治療之晚期 ALK 陽性非小細胞肺癌病人，實驗組給予 brigatinib，前 7 天每日一次 90 mg，之後給予每日一次 180 mg，對照組給予 crizotinib 每日兩次 250 mg，共收錄 275 位病人。在平均追蹤 11 個月後，brigatinib 組的無惡化存活期優於對照組 (估計 12 個月無惡化存活率為 67% vs 43%, p <0.001；無惡化存活期中位數 24 個月 vs 11 個月)，確認客觀反應率也優於對照組 (71% vs 60%)，在腦轉移患者中的確認顱內客觀反應率顯著優於對照組 (78% vs 29%)，反應持續時間中位數也優於對照組 (33.2 個月 vs 13.8 個月)。整體存活期數據在資料分析時尚未成熟，估計 1 年整體存活率為 85% vs 86%。

Lorlatinib 用於 ALK 陽性的晚期非小細胞肺癌 (NSCLC) 病人，是根據一個第三期的臨床試驗 (CROWN)。這個研究所納入的對象是先前未曾接受全身性治療之晚期 ALK 陽性非小細胞肺癌病人，實驗組給予 lorlatinib 每日一次 100 mg，對照組給予 crizotinib 每日兩次 250 mg，共收錄 296 位病人。在平均追蹤 18.3 個月後，lorlatinib 組的估計 12 個月無惡化存活率優於對照組 (80% vs 35%, p <0.001)，確認客觀反應率也優於對照組 (76% vs 58%)，在腦轉移患者中的確認顱內客觀反應率顯著優於對照組 (66% vs 20%)，三年無惡化存活率優於對照組 (64% vs 19%)，無惡化存活期中位數及整體存活期資料在資料分析時尚未成熟。

臨床使用注意事項

Crizotinib 的常用劑量為口服一次 250 mg，每日兩次，持續直到疾病進展或出現無法耐受的毒性。需依照腎功能以及肝功能調整劑量。因其具有中高度致吐性，建議使用止吐藥來預防噁心嘔吐；如果服藥後發生嘔吐，請在已排定的時間服用下一劑。Crizotinib 為 CYP3A4 和 P-gp 的受質，需留意病患的用藥中是否有 CYP3A4 或 P-gp 的誘導劑或抑制劑，可能會影響 crizotinib 的血中濃度，因此建議避

免與此類藥物併服，並應避免服用葡萄柚類製品。且 crizotinib 同時為 CYP3A4 的中效抑制劑，若與主要經由 CYP3A4 代謝的藥物同時使用時，crizotinib 有增加這些藥物血漿濃度的可能性。

　　Ceritinib 的建議劑量為每日 1 次，每次 450 mg 隨餐服用，持續治療直到疾病惡化或出現無法耐受的毒性。需依照肝功能調整劑量。因其具有中高度致吐性，建議使用止吐藥來預防嘔心嘔吐；如果服藥後發生嘔吐，請在已排定的時間服用下一劑。Ceritinib 為 CYP3A4 和 P-gp 的受質，需留意病患的用藥中是否有 CYP3A4 或 P-gp 的誘導劑或抑制劑，可能會影響 ceritinib 的血中濃度，因此建議避免與此類藥物併服，並應避免服用葡萄柚類製品。若無法避免 Ceritinib 與 CYP3A4 強效抑制劑併用，應將 Ceritinib 劑量降低約三分之一。且 Ceritinib 同時為 CYP3A4 的強效抑制劑和 CYP2C9 的弱效抑制劑，若與主要經由這些酵素代謝的藥物同時使用時，Ceritinib 有增加這些藥物血漿濃度的可能性。

　　Alectinib 的建議劑量為口服 600 mg，每日兩次，持續治療直到疾病惡化或出現無法耐受的毒性。如果漏服一劑或服藥後發生嘔吐，請在已排定的時間服用下一劑。需依照肝功能調整劑量，若治療期間出現嚴重腎毒性 (第四級腎損傷) 或肝毒性 (ALT 或 AST 大於 3 倍 ULN 且總膽紅素大於 2 倍 ULN)，應永久停用 alectinib；若治療期間發生任何等級與治療相關間質性肺病 (ILD) 或非感染性肺炎，應永久停用 alectinib。Alectinib 為 CYP3A4 的受質，需留意病患的用藥中是否有 CYP3A4 的誘導劑或抑制劑，可能會影響 alectinib 的血中濃度，因此建議避免與此類藥物併服，並應避免服用葡萄柚類製品。

　　Brigatinib 的建議劑量為前 7 天每日一次 90 mg，之後給予每日一次 180 mg，如果治療因不良反應以外的原因中斷 14 天以上，應先恢復每日一次 90 mg，治療 7 天，再增加劑量至先前耐受的劑量，可伴隨食物或空腹服用。Brigatinib 為 CYP3A4 受質，因此在處方藥品時，需留意病患的用藥中，是否存在 CYP3A4 抑制劑或誘導劑，若無法避免併用，需調整用藥劑量：

　　1. 併用強效 CYP3A4 抑制劑：應將每日劑量降低 50% (如 :180 mg 降至 90 mg、90 mg 降至 60 mg)

　　2. 併用中效 CYP3A4 抑制劑：應將每日劑量降低 40% (如 :180 mg 降至 120 mg、90 mg 降至 60 mg)

　　3. 併用中效 CYP3A4 誘導劑：應在開始使用 CYP3A4 誘導劑前，使用目前耐受劑量治療 7 天，再逐漸調高 Brigatinib 劑量，每次 30 mg，最高不超過原耐受劑量的 2 倍。

　　Lorlatinib 的建議劑量為每日一次 100 mg，可與或不與食物併服。Lorlatinib 為 CYP3A4 受質，因此在處方藥品時，需留意病患的用藥中，是否存在 CYP3A4 抑制劑或誘導劑。Lorlatinib 禁止使用於正在接受強效 CYP3A 誘導劑的病人，開始服藥前應停用強效 CYP3A4 誘導劑，停用的時間相當於強效 CYP3A4 誘導劑的 3 個血漿半衰期。若無法避免併用 CYP3A4 抑制劑，需降低用藥劑量：

　　1. 併用強效 CYP3A4 抑制劑：lorlatinib 100 mg 降至 75 mg

　　2. 病人因不良反應將 lorlatinib 劑量降至 75 mg 且併用強效 CYP3A4 抑制劑：lorlatinib 應降至 50 mg

臨床常見副作用

Crizotinib 常見副作用以視覺異常、腸胃道症狀為主，例如複視、光暈、畏光等視覺異常 (63%)、食慾降低 (30%)、嘔吐 (51%)、腹瀉 (54%)、噁心 (57%)、便秘 (43%)。另轉胺酶升高 (32%)、水腫 (47%)、疲倦 (30%) 也為常見副作用。因此治療過程中，需定期監測轉胺酶的檢測結果，以及觀察病人使用藥物後的反應。其他嚴重副作用有嗜中性白血球減少症、心衰竭以及間質性肺炎。另 crizotinib 有造成 QTc 間隔延長的風險，應避免併服其他已知或可能造成 QTc 間隔延長的藥物併用。

Ceritinib 常見副作用以腸胃道症狀、肝功能異常為主，例如食慾減退 (41.1%)、腹瀉 (83.8%)、噁心 (79.8%)、嘔吐 (62.9%)、腹痛 (48.2%)，肝功能異常 (50.5%) 可能包含丙胺酸轉胺酶增加、天門冬胺酸轉胺酶增加、γ 麩胺醯轉移酶增加、血中膽紅素增加、轉胺酶增加、肝臟酵素增加等檢測結果異常，疲勞 (50.5%) 也為常見副作用。因此治療過程中，需定期監測肝功能。其他嚴重副作用有間質性肺炎、腎毒性、高血糖。另 ceritinib 有造成 QTc 間隔延長的風險，應避免併服其他已知或可能造成 QTc 間隔延長的藥物併用。

Alectinib 常見副作用以血液學症狀、肝功能異常為主，例如貧血 (56%)、AST 升高 (50%)、鹼性磷酸酶升高 (47%)、ALT 升高 (34%)、高膽紅素血症 (39%)、肌酸酐升高 (38%)、CPK 升高 (37%)。另疲倦 (44%)、水腫 (34%)、便秘 (34%)、肌痛 (31%) 也為常見副作用。因此治療過程中，需定期接受血液常規檢查，以及監測肝功能 (AST、ALT、ALK-P、總膽紅素)、肌酸酐及 CPK 濃度。其他嚴重副作用有間質性肺炎、腎毒性、心搏徐緩。

Brigatinib 常見的副作用，以皮膚反應、腸胃道症狀、呼吸道症狀為主，例如皮疹 (24%-40%)、腹瀉 (38%-53%)、噁心 (30%-40%)、脂肪酶升高 (45%-59%)、咳嗽 (34%-35%)。另高血壓 (21%-32%)、高血糖 (49%-56%)、澱粉酶升高 (39%-52%)、疲倦 (32%-36%)、低血磷 (23%-41%)、貧血 (40%) 也為常見副作用。其他常發生的副作用，包括 AST 及 ALT 升高 (65%-72% 及 40%-52%)、鹼性磷酸酶升高 (29%-36%)、血中 CPK 升高 (48%-81%)。因此治療過程中，需定期監測脂肪酶及澱粉酶濃度、血壓、空腹血糖、肝功能 (AST、ALT、總膽紅素) 及 CPK 濃度。

Lorlatinib 常見的副作用，以內分泌與代謝症狀及神經系統症狀為主，例如高膽固醇血症 (91%-96%)、高三酸甘油脂血症 (90%-95%)、高血糖 (48%-52%)、低白蛋白血症 (33%-36%)、體重增加 (24%-38%)、周邊神經病變 (34%-47%)。另水腫 (56%-57%)、貧血 (48%-52%) 也為常見副作用。其他常發生的副作用，包括改變肝腎功能及血中 CPK 升高 (39%)。因此治療過程中，需定期監測血清膽固醇和三酸甘油酯、空腹血糖、神經系統症狀、血壓、肝腎功能。

參考文獻

1. Gao, G., & Deng, L. (2018). Zhongguo fei ai za zhi = Chinese journal of lung cancer, 21(7), 536–542.

2. Lei, Y., Lei, Y., Shi, X., et al. (2022). EML4-ALK fusion gene in non-small cell lung cancer. Oncology letters, 24(2), 277.

3. Solomon, B. J., Mok, T., Kim, D. W., et al. (2014). First-line crizotinib versus chemotherapy in ALK-positive lung cancer. The New England journal of medicine, 371(23), 2167–2177.

4. Shaw, A. T., Kim, D. W., Nakagawa, K., et al. (2013). Crizotinib versus chemotherapy in advanced ALK-positive lung cancer. The New England journal of medicine, 368(25), 2385–2394.

5. 截剋瘤膠囊 250 毫克 (XALKORI Capsules 250mg) 藥品仿單（版本日期 2021-07-16）

6. Soria, J. C., Tan, D. S. W., Chiari, R., et al. (2017). First-line ceritinib versus platinum-based chemotherapy in advanced ALK-rearranged non-small-cell lung cancer (ASCEND-4): a randomised, open-label, phase 3 study. Lancet (London, England), 389(10072), 917–929.

7. 立克癌膠囊 150 毫克 (Zykadia capsules 150 mg) 藥品仿單（版本日期 2021-05-12）

8. Peters, S., Camidge, D. R., Shaw, A. T., et al. (2017). Alectinib versus Crizotinib in Untreated ALK-Positive Non-Small-Cell Lung Cancer. The New England journal of medicine, 377(9), 829–838.

9. Mok, T., Camidge, D. R., Gadgeel, S. M., et al. (2020). Updated overall survival and final progression-free survival data for patients with treatment-naive advanced ALK-positive non-small-cell lung cancer in the ALEX study. Annals of oncology : official journal of the European Society for Medical Oncology, 31(8), 1056–1064.

10. 安立適膠囊 150 毫克 (ALECENSA 150mg capsules) 藥品仿單（版本日期 2023-12-06）

11. Camidge DR, Kim HR, Ahn MJ, Yang JC, Han JY, et al. Brigatinib versus Crizotinib in ALK-Positive Non-Small-Cell Lung Cancer. N Engl J Med. 2018 Nov 22;379(21):2027-2039.

12. Camidge DR, Kim HR, Ahn MJ, Yang JCH, Han JY, et al. Brigatinib Versus Crizotinib in ALK Inhibitor-Naive Advanced ALK-Positive NSCLC: Final Results of Phase 3 ALTA-1L Trial. J Thorac Oncol. 2021 Dec;16(12):2091-2108.

13. 癌能畢 膜衣錠 180 毫克 (Alunbrig film-coated tablets 180mg) 藥品仿單（版本日期 2020-10-16）

14. haw AT, Bauer TM, de Marinis F, et al. First-Line Lorlatinib or Crizotinib in Advanced ALK-Positive Lung Cancer. N Engl J Med. 2020 Nov 19;383(21):2018-2029.

15. Solomon BJ, Bauer TM, Mok TSK, et al. Efficacy and safety of first-line lorlatinib versus crizotinib in patients with advanced, ALK-positive non-small-cell lung cancer: updated analysis of data from the

phase 3, randomised, open-label CROWN study. Lancet Respir Med. 2023 Apr;11(4):354-366.

16. 瘤利剋膜衣錠 25 毫克 (LORVIQUA Film-Coated Tablets 25mg) 藥品仿單（版本日期 2021-10-20）
17. 圖片來源：Created in BioRender. Chou, S. (2025) https://BioRender.com/y09p123

致 謝

感謝台北病理中心顧文輝執行長撰寫基因檢測，感謝張偉嶠教授及忻彥君藥師的審閱。

表一、臨床試驗資料摘要

藥品學名	研究對象	對照的治療方式	主要研究結果	參考文獻
Crizotinib	未接受過化療晚期 ALK 陽性 NSCLC 患者	Pemetrexed 加上 cisplatin 或 carboplatin	PFS: 10.9 月 ORR: 74% DOR: 11.3 月	3, 5
Crizotinib	先前接受過一種含鉑化療的晚期 ALK 陽性 NSCLC 患者	Pemetrexed 或 docetaxel	PFS: 7.7 月 ORR: 65% DOR: 7.4 月	4, 5
Ceritinib	晚期 ALK 陽性 NSCLC 患者	Pemetrexed 加上 cisplatin 或 carboplatin	PFS: 16.6 月 ORR: 72.5% DOR: 23.9 月	6, 7
Alectinib	未曾接受全身治療的 ALK 陽性晚期 NSCLC 病人	Crizotinib	PFS: 34.8 月 OS: 48.2 月	8, 9, 10
Brigatinib	未接受 ALK 標靶治療之晚期 ALK 陽性非小細胞肺癌病人	Crizotinib	ORR: 71% PFS: 24 月 DOR: 33.2 月	11, 12
Lorlatinib	未接受全身性治療之晚期 ALK 陽性非小細胞肺癌病人	Crizotinib	ORR: 76% 3-year PFS: 64%	14, 15

表二、臨床使用注意事項摘要

藥品學名	使用劑量	給藥注意事項	藥物或食物交互作用
Crizotinib	250 mg BID	中高致吐性 需依照腎功能以及肝功能調整劑量	1. CYP3A4 抑制劑與誘導劑 2. P-gp 抑制劑與誘導劑 3. 葡萄柚 4. CYP3A4 受質 5. QTc 間隔延長之藥物
Ceritinib	450 mg QD	中高致吐性 需依照肝功能調整劑量	1. CYP3A4 抑制劑與誘導劑 2. P-gp 抑制劑與誘導劑 3. 葡萄柚 4. CYP3A4 受質 5. CYP2C9 受質 6. QTc 間隔延長之藥物
Alectinib	600 mg BID	若治療期間出現任何等級與治療相關間質性肺病 (ILD) 或非感染性肺炎、嚴重腎毒性或肝毒性，永久停用 alectinib	1. CYP3A4 抑制劑與誘導劑 2. 葡萄柚
Brigatinib	前 7 天 90 mg QD，之後給予 180 mg QD	如果治療因不良反應以外的原因中斷 14 天以上，應先恢復每日一次 90 mg，治療 7 天，再增加劑量至先前耐受的劑量	1. CYP3A4 抑制劑與誘導劑 2. 葡萄柚
Lorlatinib	100 mg QD	禁止使用於正在接受強效 CYP3A 誘導劑	1. CYP3A4 抑制劑與誘導劑 2. 葡萄柚

表三、臨床常見副作用

藥品學名	常見副作用
Crizotinib	視覺異常 (如複視、光暈、畏光、閃光幻視、視覺模糊、視力減退、視覺亮度、視覺障礙、視覺持續、玻璃體漂浮物 [飛蚊症])、食慾降低、嘔吐、腹瀉、噁心、便秘、轉胺酶升高、水腫、疲倦
Ceritinib	食慾減退、腹瀉、噁心、嘔吐、腹痛、肝功能異常 (丙胺酸轉胺酶增加、天門冬胺酸轉胺酶增加、γ 麩胺醯轉移酶增加、血中膽紅素增加、轉胺酶增加、肝臟酵素增加)、疲勞
Alectinib	貧血、AST 升高、鹼性磷酸酶升高、ALT 升高、高膽紅素血症、肌酸酐升高、CPK 升高、疲倦、水腫、便秘、肌痛
Brigatinib	皮疹、腹瀉、噁心、脂肪酶升高、咳嗽、高血壓、高血糖、澱粉酶升高、疲倦、低血磷、貧血、AST 及 ALT 升高、鹼性磷酸酶升高、血中 CPK 升高
Lorlatinib	高膽固醇血症、高三酸甘油脂血症、高血糖、低白蛋白血症、體重增加、周邊神經病變、水腫、貧血、改變肝腎功能、血中 CPK 升高

第二章：BCR-ABL 基因於慢性骨髓性白血病治療之應用

作者：忻彥君

>> 藥品成分名

Imatinib, dasatinib, nilotinib, ponatinib

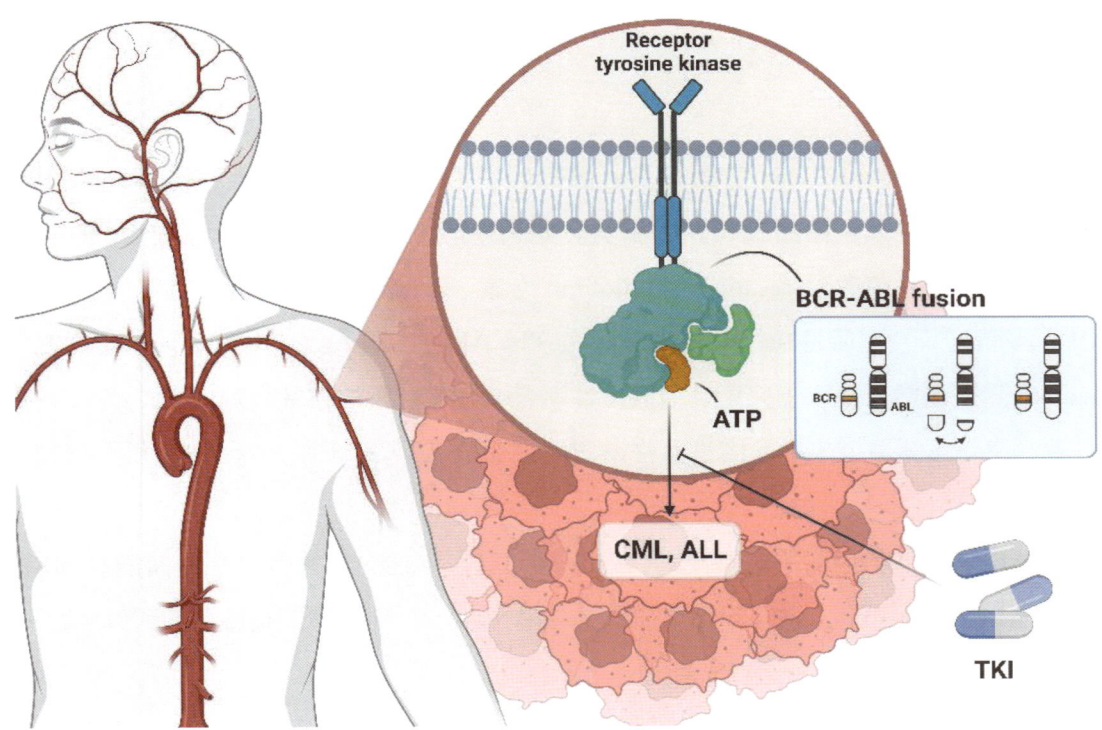

>> 作用機轉

當第九號染色體長臂與第二十二號染色體長臂發生易位，形成稱為費城染色體 (Philadelphia chromosome, Ph) 的異常染色體型態，並產生致癌的 BCR-ABL 融合基因，使基因持續活化而造成細胞不正常增生，進而導致慢性骨髓性白血病 (chronic myeloid leukemia, CML) 及急性淋巴性白血病 (acute lymphoblastic leukemia, ALL)。BCR-ABL 抑制劑能抑制 BCR-ABL 陽性細胞株之酪胺酸激酶的活性，抑制癌細胞增生。

檢測之基因

BCR/ABL fusion gene (BCR/ABL rearrangement)

基因檢測之方式

用於診斷時，傳統的方法有染色體核型分析 (Chromosome karyotyping) 或螢光原位雜交 (FISH)，看費城染色體的存在與否。但目前臨床上用反轉錄聚合酶連鎖反應 (polymerase chain reaction, PCR)/定量反轉錄 PCR (RT-PCR/RT-qPCR) 的方法也很常用，尤其是在追蹤治療效果時，多為利用定量反轉錄 PCR (QT-qPCR) 的方法。也有檢驗單位把它放入血液腫瘤檢測套組中，用次世代定序 (NGS) 來檢測。

健保給付適應症

Imatinib、dasatinib、nilotinib 三個藥品皆可用於初診斷為費城染色體 (philadelphia chromosome) 陽性之慢性期的慢性骨髓性白血病 (CML) 病人，也可用於加速期的 CML，若對於 imatinib 治療產生抗藥性或無法耐受時，可改以 dasatinib 或 nilotinib 治療。Imatinib 和 dasatinib 亦可用於治療急性轉化期的 CML，或費城染色體陽性急性淋巴性白血病 (Ph+ ALL) 的成人。

Dasatinib 另可用於 1 歲以上兒童，治療慢性期費城染色體陽性慢性骨髓性白血病 (Ph+ CML)，或與化療併用治療新診斷費城染色體陽性急性淋巴性白血病 (Ph+ ALL)，作為無疾病惡化時的維持治療 (限用 2 年)。

Ponatinib 用於費城染色體陽性或 BCR-ABL 融合基因陽性之慢性骨髓性白血病 (CML) 或急性淋巴性白血病 (ALL) 成人患者，需經健保事前審查核准後使用，給付條件須符合下列條件之一：

1. 具有 T315I 突變者。

2. 加速期或急性期之慢性骨髓性白血病 (CML) 患者，先前曾使用 imatinib、nilotinib 與 dasatinib 其中兩種 (含) 以上藥物治療失敗或無法耐受。

3. 急性淋巴性白血病 (ALL) 患者，先前曾使用 imatinib 與 dasatinib 兩種藥物治療均失敗或無法耐受。

臨床實證

Imatinib 是第一個用於治療慢性骨髓性白血病 (CML) 的酪胺酸激酶抑制劑。對於正值急性轉化期、加速期或經 interferon-alpha 治療無效之慢性期的 CML 病人。根據三個二期臨床試驗的結果，共收錄 260 位急性期、293 位加速期和 532 位慢性期的病人，給予 imatinib 每天 400 mg 或 600 mg，劑量最高可到 800 mg。慢性期的病人有 88% 和 49% 在治療初期即可達到試驗的主要療效指標：血液學

緩解反應 (hematologic response, HR) 及主要染色體緩解反應 (major cytogenetic response, MCyR)，在這些達到 MCyR 的病人當中有 87.8% 的病人療效可持續 2 年以上，經過 2 年的治療，85% 以上的病人都沒有進展至急性期或加速期，總存活率為 90.8%。急性期和加速期的病人使用 imatinib 每天 600 mg 的效果較每天 400 mg 為佳，加速期的病人有 61% 在治療 2 年後仍可維持血液學緩解反應，總存活率約在 66%；急性期的病人有 15% 可達到 MCyR，中位數存活期為 6.9 個月。

　　Imatinib 用於新診斷的慢性期 CML，是根據三期的 IRIS 臨床試驗，收錄六個月內診斷為慢性期費城染色體陽性的 CML、未曾接受過治療的成年病患，以 1:1 隨機分派至 imatinib 400 mg 每天一次，或是 interferon alpha 加上低劑量 cytarabine，共收錄 1106 位病患。治療 1 年後 imatinib 組有 96.6% 的病人疾病得到控制，未發生疾病惡化或死亡事件，療效顯著優於對照組 (79.9%)；18 個月後達到主要染色體緩解反應 (MCyR) 的比例為 87.1% vs. 34.7%，達到完全染色體緩解反應 (complete cytogenetic response, CCyR) 的比例為 76.2% vs. 14.5%，且大多數的病人疾病都沒有進展到加速期或急性期 (96.7% vs. 91.5%)。

　　Imatinib 用於新診斷為費城染色體陽性急性淋巴性白血病 (Ph+ALL) 的成年患者，將 imatinib 加入誘導性化療 (induction chemotherapy) 以及得到完全緩解之後的鞏固性化療 (consolidation chemotherapy) 中作為治療組合的一部分，根據二期 GRAAPH-2003 臨床試驗，共收錄 45 位病患，以含有 imatinib 的藥物組合治療之後，整體完全緩解率可達 96%，使用即時定量聚合酶連鎖反應 (real-time quantitative polymerase chain reaction, RQ-PCR) 測不到 BCR-ABL 蛋白的比例為 29%，治療 18 個月的總存活率為 65%。

　　Imatinib 用於復發性或難治性費城染色體陽性 ALL，是根據兩個二期臨床試驗 (study 109 及 114)，共收錄 68 位未曾使用 imatinib 治療之復發性或難治性費城染色體陽性的 ALL 成年病患，給予 imatinib 做為救援性治療。整體的血液學緩解反應率為 70%，其中 30% 可達到完全血液學緩解反應 (complete hematologic remission, CHR)；在對 imatinib 有效的病人中 (治療第 14 天骨髓內芽細胞數量小於 5%)，有 92% 病人後續可達到 CHR 或骨髓的完全緩解 (complete marrow response)，疾病惡化所需時間 (time-to-progression) 也比對 imatinib 無效的病人 (治療第 14 天骨髓內芽細胞數量大於 5%) 多出許多 (5.2 個月 vs. 0.9 個月)。

　　Dasatinib 用於治療新診斷之慢性期費城染色體陽性 CML 的成人，是根據三期的 DASISION 臨床試驗，收錄三個月內診斷為慢性期費城染色體陽性的 CML、未曾接受過治療的成年病患，以 1:1 隨機分派至 dasatinib 100 mg 每天一次，或 imatinib 400 mg 每天一次兩組，共收錄 519 位病患。主要療效評估指標為一年後達到完全染色體緩解反應 (CCyR) 的比例，在 dasatinib 組顯著高於 imatinib 組 (77% vs. 66%)，其他療效評估指標如主要分子學緩解反應 (major molecular response, MMR)，dasatinib 的達成率也高於 imatinib (46% vs. 28%)，且所需時間較短。追蹤 5 年後，dasatinib 組維持 MMR 及深度分

子學緩解反應 (molecular response 4.5, MR$^{4.5}$; BCR-ABL^{IS} 0.0032%) 的比例仍高於 Imatinib (MMR: 76% vs. 64%; MR$^{4.5}$: 42% vs. 33%)，而 5 年內無惡化存活率及總存活率 兩者相近（無惡化存活率：85% vs. 86%，總存活率：91% vs. 90%）。

　　Dasatinib 用於對 imatinib 400 mg 以上耐受性不良或治療無效的慢性期費城染色體陽性的 CML 成年患者，根據一個收錄 670 位病患的三期臨床試驗，追蹤至少 6 個月，發現無論使用 dasatinib 100 mg 每天一次、50 mg 每天兩次、140 mg 每天一次、或 70 mg 每天兩次，皆能達到良好的血液學與染色體緩解反應，僅有 8-11% 的病人發生疾病惡化。在對 imatinib 治療失敗的病人中，以每天一次給藥的主要染色體緩解反應 (MCyR) 不劣於每天兩次給藥 (52% vs. 49%)，且每次給予 100 mg 也不劣於每次給予 140 mg (50% vs. 51%)。因副作用發生率較低，且較少需要劑量調整或停藥，因此，每天一次 100 mg 是較有效且安全的給藥方式。

　　Dasatinib 用於治療兒童 CML，是基於 CA180-226 這個二期臨床試驗，收錄共 116 位對 imatinib 不耐受或治療無效，或是新診斷的慢性期 CML，年齡在 1 歲以上的兒童病患，每天給予 dasatinib 60 mg/m^2。在對 imatinib 不耐受或無效的病人中，治療後 3 個月後有大於 30% 的病人可達到主要染色體緩解反應 (MCyR)，治療 1 年後 76% 的病人可達到完全染色體緩解反應 (CCyR)，41% 可達到主要分子學緩解反應 (MMR)。而新診斷 CML 的病人在治療 6 個月後，有大於 55% 可達到完全染色體緩解反應 (CCyR)，治療 1 年後有高達 92% 的病人能達到 CCyR，52% 可達到 MMR。2 年的無惡化存活期分別為 78% 及 93%。

　　Dasatinib 用於治療兒童 ALL，是根據 CA180-372 這個二期臨床試驗，收錄 78 位 1 歲以上新診斷費城染色體陽性 ALL 兒童病患，自化學治療的第 15 天起併用 dasatinib 每天 60 mg/m^2 持續 2 年，結果顯示所有病人皆獲得完全緩解 (complete remission)，3 年無復發存活期為 65.5%。

　　Nilotinib 用於新確診之慢性期費城染色體陽性 CML 成年患者，是根據三期的 ENESTnd 臨床試驗，收錄六個月內診斷為慢性期費城染色體陽性的 CML、尚未接受治療的成人病患，以 1:1:1 的方式隨機分派至 nilotinib 300 mg 每天兩次、nilotinib 400 mg 每天兩次、或 imatinib 400 mg 每天一次三個組別，共收錄 846 位病患。主要療效評估指標為一年後達到主要分子學緩解反應 (MMR) 的比例，nilotinib (300/400 mg) 組別相較於 imatinib 組，可達到近 2 倍的反應率 (44%/43% vs. 22%)。追蹤 2 年後 nilotinib 組有較高機會達到 MMR (71%/67% vs. 64%) 及完全染色體緩解反應 (CCyR) (80%/78% vs. 65%)。追蹤 5 年後，nilotinib 組仍有半數以上病人可達到深度分子學緩解反應 (MR$^{4.5}$) (54%/52% vs. 31%)，同時也能顯著降低慢性期 CML 進展至加速期或急性期之風險，5 年內無惡化存活率為 92.2%/95.8% vs. 91.0%，總存活率為 93.7%/96.2% vs. 91.7%。

　　Nilotinib 用於對 imatinib 400 mg 以上耐受性不良或治療無效的慢性期或加速期費城染色體陽性的 CML 成年患者，是根據兩個二期臨床試驗，分別收錄慢性期 CML 共 321 位，與加速期 CML 共 137

位病患，在使用 imatinib 無效或不耐受之後，給予 nilotinib 400 mg 每天兩次，並追蹤 2 年。在慢性期 CML 的病患中，2 年內有 59% 可達到主要染色體緩解反應 (MCyR)，完全染色體緩解反應 (CCyR) 佔 44%，其中有 56% 可達到主要分子學緩解反應 (MMR)。2 年內無惡化存活率為 67%，總存活率為 87%。在加速期 CML 的病患中，2 年內有 55% 可達到血液學緩解反應，其中 31% 為完全血液學緩解反應 (CHR)，達到主要染色體緩解反應 (MCyR) 的有 32%，完全染色體緩解反應 (CCyR) 佔 21%。2 年內無惡化存活率為 33%，總存活率為 70%。

Nilotinib 用於兒童 CML，是根據二期 DIALOG 臨床試驗，收錄新診斷慢性期費城染色體陽性 CML 之 1 歲以上兒童共 25 位，每天給予 nilotinib 兩次，每次 230 mg/m^2。治療 1 年後有 64% 的病人達到 MMR 和 CCyR；追蹤 5 年有 76% 的病人達到 MMR，深度分子學緩解反應 MR^4 (BCR::ABL1^{IS} ≤ 0.01%) 和 MR$^{4.5}$ (BCR::ABL1^{IS} ≤ 0.0032%) 的比例為 56.0% 和 44.0%。

ponatinib 用於 BCR-ABL 融合基因陽性之慢性骨髓性白血病 (CML) 或急性淋巴性白血病 (ALL) 病患，是根據二期的 PACE 臨床試驗。收案條件包括先前使用過 dasatinib 或 nilotinib 無效或不耐受，或具有 T315I 突變，共收錄 449 位病患，給予 ponatinib 每日 45 mg。在可評估療效的 267 位慢性期 chronic-phase CML 病患中，治療一年後有 56% 可達到主要染色體緩解反應 (MCyR)。追蹤 5 年後達到 MCyR、主要分子學緩解反應 (MMR) 及深度分子學緩解反應 (MR$^{4.5}$) 的比例為分別為 60%、40% 及 24%；5 年內有 82% 的病人維持在 MCyR，5 年內無惡化存活率為 53%，總存活率為 73%。加速期、急性期 CML 與 ALL 病患中，治療 6 個月內可達到主要血液學緩解反應 (major hematologic response) 的比例分別為 57%、31% 及 41%。

臨床使用注意事項

Imatinib 的常用劑量，成人為每日 400 mg 至 800 mg，兒童按照體表面積計算劑量（每日 340 mg/m^2），每日一次或分成兩次給藥，建議與食物併服以減少腸胃刺激。Imatinib 屬於中高致吐性藥品，可考慮給予適當止吐藥作為預防性使用。Imatinib 為 CYP3A4 受質與抑制劑，在使用時應留意與 CYP3A4 抑制劑或誘導劑之間的交互作用，避免與 CYP3A4 受質併服，並加強監測藥品副作用，也應避免葡萄柚製品。因強效的 CYP3A4 誘導劑會降低 imatinib 之血中濃度，建議避免併服，如須併服，建議增加 50% 的 imatinib 之劑量，並監測療效，劑量最多可增加至每天 1200 mg。Imatinib 也應避免與免疫抑制劑併服，以防發生免疫系統過度抑制的情形。

Dasatinib 的常用劑量，成人為每日一次 100 mg 或 140 mg，兒童按照體表面積計算劑量（每日 60 mg/m^2），可與食物併服或空腹服用。Dasatinib 為 CYP3A4 受質，在使用時應避免併服強效的 CYP3A4 抑制劑或誘導劑，也應避免葡萄柚製品。如須併服強效 CYP3A4 抑制劑，建議降低 dasatinib 劑量。Dasatinib 有造成 QTc 間隔延長的風險，應避免與其他已知或可能造成 QTc 間隔延長的藥物併用。

Dasatinib 也應避免與免疫抑制劑併服,以防發生免疫系統過度抑制的情形。此外,影響胃酸 pH 值的藥物會降低 dasatinib 的血中濃度,應避免與氫離子幫浦阻斷劑或 H2 受體拮抗劑併服,可考慮更換為制酸劑,並將服藥時間與 dasatinib 間隔 2 小時。

Nilotinib 的常用劑量為每日兩次,成人每次 300 mg 或 400 mg,兒童按照體表面積計算劑量(每次 230 mg/m^2),應於進食前至少 1 小時或進食後 2 小時服用。Nilotinib 為 CYP3A4 受質與抑制劑,在使用時應避免併服中強效的 CYP3A4 抑制劑或誘導劑,並加強監測藥品副作用,也應避免葡萄柚製品。如須併服強效 CYP3A4 抑制劑,建議降低 nilotinib 劑量至每次 200 mg 或 300 mg。Nilotinib 有造成 QTc 間隔延長的風險,應避免與其他已知或可能造成 QTc 間隔延長的藥物併用。Nilotinib 也應避免與免疫抑制劑併服,以防發生免疫系統過度抑制的情形。此外,影響胃酸 pH 值的藥物會降低 nilotinib 的血中濃度,應避免與氫離子幫浦阻斷劑併服;若與 H2 受體拮抗劑併用,建議於 nilotinib 給藥前 10 小時或給藥後 2 小時使用 H2 受體拮抗劑;若與制酸劑併用,兩藥需間隔 2 小時。

Ponatinib 的常用劑量為每日一次,每次 45 mg,可與食物併服或空腹服用。Ponatinib 為 CYP3A4 受質,在使用時應避免併服強效的 CYP3A4 抑制劑或誘導劑,也應避免葡萄柚製品。如須併服強效 CYP3A4 抑制劑,建議降低 ponatinib 劑量至每日 30 mg。此外應避免與免疫抑制劑併服,以防發生免疫系統過度抑制的情形。

臨床常見副作用

Imatinib 常見的副作用,以腸胃道症狀與血球數低下為主,包括噁心 (41%-73%)、腹瀉 (43%-59%)、貧血 (32%-35%)、血小板低下 (grades 3/4: ≤33%) 等,其他常見副作用包括體液滯留 (62%-76%)、脫皮或皮疹 (≤50%)、疲倦 (≤75%)、骨骼肌肉疼痛 (38%-49%) 等。其他嚴重的副作用有水腫、心臟衰竭、嚴重皮膚黏膜反應、出血、肝毒性、腎毒性等。治療期間需定期監測全血球數、肝腎功能、體重變化。

Dasatinib 常見的副作用,以血球數低下和體液滯留 (19%-48%) 相關症狀為主,包括貧血 (grades 3/4: 13%-74%)、嗜中性白血球低下 (grades 3/4: 29%-79%)、血小板低下 (grades 3/4: 22%-85%)、水腫 (3%-22%)、肋膜積水 (10%-28%)。其他常見副作用包括皮疹 (11%-21%),腹瀉 (17%-31%)、低血鈣 (grades 3/4: ≤12%)、低血鉀 (grades 3/4: 2%-15%)、低血磷 (grades 3/4: 7%-18%) 等。其他嚴重的副作用有嚴重皮膚黏膜反應、QTc 間隔延長、肺動脈高壓、心肌缺血、出血、肝毒性等。治療期間需定期監測全血球數、電解質、肝功能。

Nilotinib 常見的副作用,以血球數低下為主,包括貧血 (grades 3/4: 4%-27%)、血小板低下 (grades 3/4: 10%-42%)、嗜中性白血球低下 (grades 3/4: 12%-42%),其他常見副作用包括皮疹 (29%-38%)、高血糖 (50%)、肝指數升高 (72%)、電解質不平衡如低血磷、低血鈣、低血鈉、低血鉀或高血鉀等。其他嚴重的副作用有 QTc 間隔延長、出血、肝毒性、胰臟炎等。治療期間需定期監測全血球數、電解質、

肝功能、胰臟酵素、血脂與血糖。

　　Ponatinib 常見的副作用，包括血球數低下與心血管系統方面，如貧血 (52%)、白血球低下 (56%)、血小板低下 (63%)、水腫 (≤41%)、體液滯留 (≤41%)、高血壓 (31%-53%)，其他常見副作用例如皮疹 (50%-75%)、腹痛 (25%-54%)、血糖升高 (48%-54%)、三酸甘油酯升高 (44%)、脂肪酶升高 (≤40%)、低血鈣 (30%)、胰臟炎 (≤32%)、肝指數升高 (41%-49%)、疲倦 (≤47%)，以及眼睛方面的毒性 (30%)，包括眼盲、視力模糊、乾眼症、眼睛痛等症狀。其他嚴重的副作用有動脈阻塞、靜脈血栓栓塞、心臟衰竭、心律不整、腸胃道穿孔、出血、肝毒性、周邊神經炎、可逆性後腦病變症候群等。治療期間需定期監測全血球數、電解質、肝功能、胰臟酵素。

· 參考文獻 ·

1. Cohen, M. H., Johnson, J. R., & Pazdur, R. (2005). U.S. Food and Drug Administration Drug Approval Summary: conversion of imatinib mesylate (STI571; Gleevec) tablets from accelerated approval to full approval. Clinical cancer research : an official journal of the American Association for Cancer Research, 11(1), 12–19.

2. O'Brien, S. G., Guilhot, F., Larson, R. A., et al. Imatinib compared with interferon and low-dose cytarabine for newly diagnosed chronic-phase chronic myeloid leukemia. N Engl J Med. 2003 Mar 13;348(11):994-1004.

3. de Labarthe, A., Rousselot, P., Huguet-Rigal, F., et al. Imatinib combined with induction or consolidation chemotherapy in patients with de novo Philadelphia chromosome-positive acute lymphoblastic leukemia: results of the GRAAPH-2003 study. Blood, 109(4), 1408–1413.

4. Wassmann B, Pfeifer H, Scheuring UJ, et al. Early prediction of response in patients with relapsed or refractory Philadelphia chromosome-positive acute lymphoblastic leukemia (Ph+ALL) treated with imatinib. Blood. 2004 Feb 15;103(4):1495-8.

5. Kantarjian H, Shah NP, Hochhaus A, et al. Dasatinib versus imatinib in newly diagnosed chronic-phase chronic myeloid leukemia. N Engl J Med. 2010 Jun 17;362(24):2260-70.

6. Cortes JE, Saglio G, Kantarjian HM, et al. Final 5-Year Study Results of DASISION: The Dasatinib Versus Imatinib Study in Treatment-Naïve Chronic Myeloid Leukemia Patients Trial. J Clin Oncol. 2016 Jul 10;34(20):2333-40.

7. Shah NP, Kantarjian HM, Kim DW, et al. Intermittent target inhibition with dasatinib 100 mg once daily preserves efficacy and improves tolerability in imatinib-resistant and -intolerant chronic-phase chronic myeloid leukemia. J Clin Oncol. 2008 Jul 1;26(19):3204-12.

8. Gore L, Kearns PR, de Martino ML, et al. Dasatinib in Pediatric Patients With Chronic Myeloid Leukemia in Chronic Phase: Results From a Phase II Trial. J Clin Oncol. 2018 May 1;36(13):1330-1338.

9. Hunger SP, Tran TH, Saha V, et al. Dasatinib with intensive chemotherapy in de novo paediatric Philadelphia chromosome-positive acute lymphoblastic leukaemia (CA180-372/COG AALL1122): a single-arm, multicentre, phase 2 trial. Lancet Haematol. 2023 Jul;10(7):e510-e520.

10. Saglio G, Kim DW, Issaragrisil S, et al. Nilotinib versus imatinib for newly diagnosed chronic myeloid leukemia. N Engl J Med. 2010 Jun 17;362(24):2251-9.

11. Kantarjian HM, Hochhaus A, Saglio G, et al. Nilotinib versus imatinib for the treatment of patients

with newly diagnosed chronic phase, Philadelphia chromosome-positive, chronic myeloid leukaemia: 24-month minimum follow-up of the phase 3 randomised ENESTnd trial. Lancet Oncol. 2011 Sep;12(9):841-51.

12. Hochhaus A, Saglio G, Hughes TP, et al. Long-term benefits and risks of frontline nilotinib vs imatinib for chronic myeloid leukemia in chronic phase: 5-year update of the randomized ENESTnd trial. Leukemia. 2016 May;30(5):1044-54.

13. le Coutre PD, Giles FJ, Hochhaus A, et al. Nilotinib in patients with Ph+ chronic myeloid leukemia in accelerated phase following imatinib resistance or intolerance: 24-month follow-up results. Leukemia. 2012 Jun;26(6):1189-94.

14. Kantarjian HM, Giles F, Gattermann N, et al. Nilotinib (formerly AMN107), a highly selective BCR-ABL tyrosine kinase inhibitor, is effective in patients with Philadelphia chromosome-positive chronic myelogenous leukemia in chronic phase following imatinib resistance and intolerance. Blood. 2007 Nov 15;110(10):3540-6.

15. Kantarjian HM, Giles FJ, Bhalla KN, et al. Nilotinib is effective in patients with chronic myeloid leukemia in chronic phase after imatinib resistance or intolerance: 24-month follow-up results. Blood. 2011 Jan 27;117(4):1141-5.

16. Hijiya N, Maschan A, Rizzari C, et al. Phase 2 study of nilotinib in pediatric patients with Philadelphia chromosome-positive chronic myeloid leukemia. Blood. 2019 Dec 5;134(23):2036-2045.

17. Hijiya N, Maschan A, Rizzari C, et al. The long-term efficacy and safety of nilotinib in pediatric patients with CML: a 5-year update of the DIALOG study. Blood Adv. 2023 Dec 12;7(23):7279-7289.

18. Cortes JE, Kim DW, Pinilla-Ibarz J, et al. A phase 2 trial of ponatinib in Philadelphia chromosome-positive leukemias. N Engl J Med. 2013 Nov 7;369(19):1783-96.

19. Cortes JE, Kim DW, Pinilla-Ibarz J, et al. Ponatinib efficacy and safety in Philadelphia chromosome-positive leukemia: final 5-year results of the phase 2 PACE trial. Blood. 2018 Jul 26;132(4):393-404.

20. 圖片來源：Created in BioRender. Chou, S. (2025) https://BioRender.com/y09p123

致 謝

感謝台北病理中心顧文輝執行長撰寫基因檢測，感謝張偉嶠教授及郭俊男藥師的審閱。

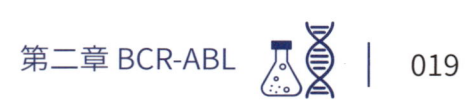

表一、臨床試驗資料摘要

藥品學名	研究對象	對照的治療方式	主要研究結果	參考文獻
Imatinib	正值急性轉化期 (blast crisis)、加速期或經 ALPHA- 干擾素治療無效之慢性期 CML	無	(CP-CML) **Hematologic response:** 88% **MCyR:** 49% **2-yr OS:** 90.8%	1
	新診斷為慢性期 CML 的成人	Interferon 加上 cytarabine	**1-yr PFS:** 96.6% vs. 79.9% **18-month MCyR:** 87.1% vs. 34.7% **18-month CCyR:** 76.2% vs. 14.5%	2
	新診斷為費城染色體陽性 ALL 且併用化療的成人	無	**CR:** 96% **RQ-PCR negativity:** 29% **18-month OS:** 65%	3
	未曾使用 imatinib 治療之復發性或難治性費城染色體陽性 ALL 的成人	無	**Hematologic response:** 70% **CHR:** 30%	4
Dasatinib	新診斷之慢性期費城染色體陽性 CML 的成年病患	Imatinib	**1-yr CCyR:** 77% vs. 66% **1-yr MMR:** 46% vs. 28% **5-yr MMR:** 76% vs. 64% **5-yr PFS:** 85% vs. 86% **5-yr OS:** 91% vs. 90%	5, 6

藥品學名	研究對象	對照的治療方式	主要研究結果	參考文獻
Dasatinib	慢性、加速或急性期 CML，或費城染色體陽性 ALL，對 imatinib 治療無效或不耐受的成年病患	無	**6-month MCyR:** 52% (QD) vs. 49% (BID)	7
	慢性期費城染色體陽性 CML 之 1 歲以上的兒童	無	(2-line) **3-month MCyR:** 30% (1-line) **6-month CCyR:** 55%	8
	新診斷費城染色體陽性 ALL 之 1 歲以上兒童	無	**3-yr EFS:** 65.5%	9
Nilotinib	新診斷之慢性期費城染色體陽性 CML 的成年病患	Imatinib	**1-yr MMR:** 44%/43% vs. 22% **2-yr MMR:** 71%/67% vs. 64% **5-yr PFS:** 92.2%/95.8% vs. 91.0% **5-yr OS:** 93.7%/96.2% vs. 91.7%	10, 11, 12

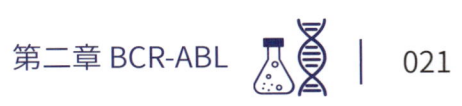

藥品學名	研究對象	對照的治療方式	主要研究結果	參考文獻
Nilotinib	對 imatinib 治療無效或不耐受的慢性期或加速期費城染色體陽性的 CML 成年病患	無	(CP-CML) **2-yr MCyR:** 59% **2-yr CCyR:** 44% **2-yr MMR:** 56% **2-yr PFS:** 67% **2-yr OS:** 87% (AP-CML) **2-yr HR:** 55% **2-yr CHR:** 31% **2-yr MCyR:** 32% **2-yr CCyR:** 21% **2-yr PFS:** 33% **2-yr OS:** 70%	13, 14, 15
	新診斷之慢性期費城染色體陽性 CML 之 1 歲以上兒童	無	**1-yr MMR:** 64% **1-yr CCyR:** 64%	16, 17
Ponatinib	BCR-ABL 融合基因陽性之 CML 或 ALL 成年病患，對 dasatinib 或 nilotinib 無效或不耐受，或具有 T315I 突變	無	(CP-CML) **1-yr MCyR:** 56% **5-yr MCyR:** 60% **5-yr MMR:** 40% **5-yr PFS:** 53% **5-yr OS:** 73%	18, 19

表二、臨床使用注意事項摘要

藥品學名	使用劑量	給藥注意事項	藥物或食物交互作用
Imatinib	400-800 mg /day	每日劑量大於 400 mg 為中高致吐性	1. CYP3A4 抑制劑或誘導劑 2. CYP3A4 受質 3. 葡萄柚 4. 免疫抑制劑
Dasatinib	100-140 mg QD	無	1. CYP3A4 受質 2. H2 受體拮抗劑、氫離子幫浦阻斷劑與制酸劑 3. 葡萄柚 4. QTc 間隔延長之藥物 5. 免疫抑制劑
Nilotinib	300-400 mg BID	空腹服用 (進食前至少 1 小時或進食後 2 小時服用)	1. CYP3A4 抑制劑或誘導劑 2. CYP3A4 受質 3. H2 受體拮抗劑、氫離子幫浦阻斷劑與制酸劑 4. 葡萄柚 5. QTc 間隔延長之藥物 6. 免疫抑制劑
Ponatinib	45 mg QD	手術前 1 週及手術後至少 2 週應停藥	1. CYP3A4 抑制劑或誘導劑 2. 葡萄柚 3. 免疫抑制劑

表三、臨床常見副作用

藥品學名	常見副作用
Imatinib	噁心、腹瀉、貧血、血小板低下、水腫、體液滯留、心臟衰竭、脫皮、皮疹、嚴重皮膚黏膜反應、疲倦、骨骼肌肉疼痛、出血、肝毒性、腎毒性
Dasatinib	腹瀉、貧血、嗜中性白血球低下、血小板低下、水腫、體液滯留、肋膜積水、肺動脈高壓、皮疹、嚴重皮膚黏膜反應、低血鈣、低血鉀、低血磷、QTc 間隔延長、心肌缺血、出血、肝毒性
Nilotinib	貧血、嗜中性白血球低下、血小板低下、皮疹、高血糖、血脂升高、脂肪酶升高、低血磷、低血鈣、低血鈉、低血鉀或高血鉀、QTc 間隔延長、出血、肝毒性、胰臟炎
Ponatinib	腹痛、貧血、白血球低下、血小板低下、水腫、體液滯留、高血壓、皮疹、高血糖、三酸甘油酯升高、脂肪酶升高、低血鈣、胰臟炎、疲倦、眼盲、視力模糊、乾眼症、眼睛痛、動脈阻塞、靜脈血栓栓塞、心臟衰竭、心律不整、腸胃道穿孔、出血、肝毒性、周邊神經炎、可逆性後腦病變症候群

第三章：BRAF 基因於癌症治療之應用

作者：蔡宜珊

>> 藥品成分名

Vemurafenib, dabrafenib/trametinib

>> 作用機轉

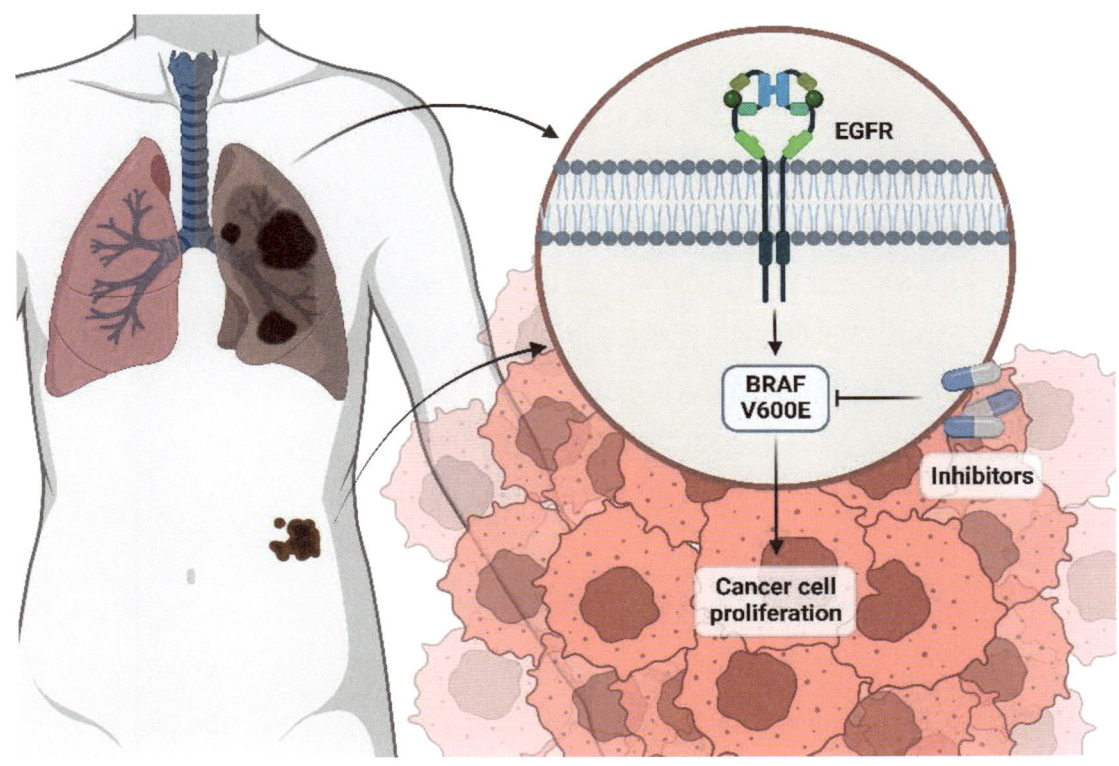

　　BRAF 發生致癌性突變會促使 RAS/RAF/MEK/ERK 途徑發生持續活化。Vemurafenib 和 dabrafenib 為 BRAF 絲胺酸-蘇胺酸激酶 (serine-threonine kinase) 之抑制劑。Trametinib 為可逆性的高度選擇性異位抑制劑，可抑制由有絲分裂原活化之細胞外訊息調節性激酶 1 (MEK1) 與 MEK2 的活化作用與激酶活性。

第三章 BRAF V600

檢測之基因

BRAF V600 mutation

基因檢測之方式

BRAF 基因之第 600 個 codon 的核苷酸有突變，使得它所代表的胺基酸由原來的 valine 變成 glutamic acid (E)、aspartic acid (D)、或是 lysine (K)。這一類的突變檢測可以用定序的方法，或是使用可以辨識突變位點的特定探針的 real time PCR，或 MALDI-TOF 等多種方法。通常臨床上小切片檢體，最好用靈敏度高的檢測方法，如 qPCR，MALDI-TOF，焦磷酸定序，或 NGS。若有開刀下來的大檢體，其病理切片可以經病理醫師判讀之後，利用 micro-dissection 的方式增加腫瘤細胞比例，則靈敏度較低的方法，如桑格式定序也可以用。

健保給付適應症

Vemurafenib 的衛福部核准適應症為 BRAF V600 突變且無法切除或轉移性的成人黑色素瘤，目前健保也有給付。

Dabrafenib 併用 trametinib 的衛福部核准適應症為 BRAF V600 突變無法切除或有轉移現象之成人性黑色素瘤、BRAF V600 突變經完全切除後之第 III 期黑色素瘤的術後輔助治療、BRAF V600 突變晚期非小細胞肺癌和 BRAF V600E 突變之無法切除或轉移性實體腫瘤的 6 歲以上兒童及成人病人，除最後一項實體腫瘤外，黑色素瘤和非小細胞肺癌健保都予以給付，但非小細胞肺癌只給付在先前已接受過第一線含鉑化學治療後仍惡化的轉移性非小細胞肺癌的第二線治療。

臨床實證

Vemurafenib 用於治療轉移性黑色素瘤是根據 BRIM-3 三期臨床試驗，此試驗收納已無法手術且未接受過治療的晚期 (stage IIIC) 或轉移性 (stage IV) 黑色素瘤並帶有 BRAF V600E 突變，採 1:1 隨機分配，一組使用每日兩次 vemurafenib 960 mg，另一組使用每三週一次 dacarbazine 1000 mg/m^2，共同主要終點指標為無惡化存活期和整體存活期，約 4 年追蹤結果顯示，vemurafenib 組的無惡化存活中位時間為 6.9 個月，而 dacarbazine 組為 1.6 個月 (HR:0.38, p<0·0001)，vemurafenib 組的整體存活中位時間為 13.6 個月，dacarbazine 組為 9.7 個月 (HR:0.81, P = .003)，皆達顯著差異。

Dabrafenib 合併使用 trametinib 於以下病症與治療：

1. III 期黑色素瘤病人的術後輔助治療

Dabrafenib 合併 trametinib 用於黑色素瘤術後輔助治療是根據 COMBI-AD 三期臨床試驗[3]，本試驗收納第三期黑色素瘤病人，其病灶經完全切除後一組給予每日兩次 dabrafenib 150 mg 合併每日

一次 trametinib 2 mg，另一組給予安慰劑持續一年，主要終點指標為無復發存活期，經 5 年觀察，Dabrafenib 合併 trametinib 組未達無復發存活中位時間，而安慰劑組是 16.6 個月，第五年的無復發存活率在 Dabrafenib 合併 trametinib 組為 52%，而安慰劑組為 36% (HR:0.51)。

2. 轉移性黑色素瘤

Dabrafenib 合併 trametinib 用於治療轉移性黑色素瘤是根據 COMBI-d 和 COMBI-v 兩個三期臨床試驗，兩試驗皆收納已無法手術且未接受過治療的晚期 (stage IIIC) 或轉移性 (stage IV) 黑色素瘤並帶有 BRAF V600E 或 V600K 突變，採 1:1 隨機分配，一組使用每日兩次 dabrafenib 150 mg 合併每日一次 trametinib 2 mg 另一組單一使用 BRAF 抑制劑 dabrafenib (COMBI-d) 或 vemurafenib (COMBI-v)，主要終點指標為無惡化存活期和整體存活期，同整兩試驗共 563 位病人接受 dabrafenib 合併 trametinib 治療，第 4 年和第 5 年的無惡化存活率分別為 21% 和 19%，整體存活率分別為 37% 和 34%，其顯示 dabrafenib 合併 trametinib 用於一線治療晚期和轉移線黑色素瘤可有持續性的臨床效益。

3. 非小細胞肺癌

Dabrafenib 合併 trametinib 治療非小細胞肺癌是根據 BRF113928 二期臨床試驗，本試驗收納帶有 BRAF V600E 突變且先前至少接受過一線鉑金類化學治療但不多於 3 線的轉移性非小細胞肺癌，給予每日兩次 dabrafenib 150 mg 合併每日一次 trametinib 2 mg，直到疾病惡化或無法耐受副作用，主要療效指標為整體反應率，經過 5 年的追蹤，其整體反應率為 68.4%，中位存活期為 18.2 個月，五年存活率為 19%，其顯示 dabrafenib 合併 trametinib 對於先前已接受過治療的病人仍可有臨床效益。

臨床使用注意事項

Vemurafenib 使用劑量為每日兩次 960 mg，建議兩劑間隔約 12 小時，可與食物併服或空腹服用，錠劑應整顆吞服不應咀嚼或咬碎。Vemurafenib 是 CYP3A4 的受質，因此，併用強效的 CYP3A4 抑制劑或誘導劑可能會改變 vemurafenib 的濃度。當與強效的 CYP3A4 抑制劑 (例如：ketoconazole、itraconazole、posaconazole、clarithromycin、atazanavir、ritonavir、indinavir、nelfinavir、voriconazole) 或強效的誘導劑 (例如：phenytoin、carbamazepine、rifampin、rifabutin、rifapentine、phenobarbital) 合併使用時應謹慎。如臨床上有需要，併用前述藥品時，應仔細監測病人安全性，如有臨床徵兆應調整劑量。

Dabrafenib 建議劑量為每日兩次 150 mg，應於餐前至少 1 小時或餐後至少 2 小時空腹服用，兩劑間隔約 12 小時，膠囊應整顆吞服，不可咀嚼或打開。根據 NCCN 指引，其為中高致吐性，可考慮給予適當止吐藥作為預防性使用。Dabrafenib 主要由 CYP2C8 與 CYP3A4 代謝，因此併用強效抑制或誘導 CYP2C8 或 CYP3A4 作用的藥物可能會升高或降低 dabrafenib 的濃度。在 dabrafenib 治療期間，如可能應選擇使用其他替代藥物。Dabrafenib 也是一種酵素誘導劑，會增進藥物代謝酵素 (包括

CYP3A4、CYP2Cs 與 CYP2B6) 的合成，也可能會增進轉運蛋白的合成，如果其相關治療藥物對病人極為重要，則應避免使用或謹慎使用，相關藥物如抗凝血藥物 warfarin 或抗癲癇藥物 carbamazepine 等

Trametinib 建議劑量為每日一次 2 mg，於餐前至少 1 小時或餐後至少 2 小時空腹服用，不可咀嚼或咬碎錠劑。

臨床常見副作用

Vemurafenib 常見副作用以皮膚症狀為主，例如皮疹 (37%- 52%)、光敏性 (33% -49%)、手足症候群 (≤41%) 和掉髮 (36% to ≤55%)，其他常發生的副作用包括關節痛 (53%- ≤82%)、疲累 (38% to ≤55%) 和噁心 (≤32% to 37%)，另外需特別注意使用 vemurafenib 會有一定比例產生良性、惡性不明腫瘤、心臟和眼睛問題，例如皮膚乳頭狀瘤、皮膚鱗狀細胞癌、基底細胞癌、QT 延長 (≤55%)、高血壓 (≤36%) 和葡萄膜炎，因此在開始治療前及治療期間應定期檢查皮膚、心臟和眼睛。

Dabrafenib 常見副作用有發燒 (單獨使用發生率約 30%，合併 trametinib 可高達 54-75%)、頭痛 (30%-47%)、疲累 (33% to 59%)、噁心 (25% to 45%) 和嘔吐 (27% to 52%)，皮膚方面易產生角化過度 (37%)，代謝部分易產生高血糖症 (50%- 57%)、低磷酸鹽血症 (35%-37%)，此外，使用 Dabrafenib 會有一定比例產生良性、惡性、不明腫瘤和眼睛病變，例如皮膚乳頭狀瘤、皮膚鱗狀細胞癌和基底細胞癌和葡萄膜炎，建議在開始使用 dabrafenib 前及治療期間定期進行皮膚和眼睛檢查。

Trametinib 常見副作用皮膚方面有皮疹 (57%)、皮膚乾燥和痤瘡性皮膚炎，肝臟方面有 AST 上升 (60%) 和 ALT 上升 (39%)，其他常發生的副作用包括水腫 (≤32%)、腹瀉 (43%)、貧血 (38%) 和低白蛋白血症 (42%)，此外，有一些少見但仍需注意的有左心室射出分率下降、視網膜靜脈阻塞、視網膜色素上皮剝離和間質性肺病，因此治療前及治療期間應定期檢查肝臟、心臟、眼睛和肺部狀況。

參考文獻

1. Chapman PB, Hauschild A, Robert C, et al ; BRIM-3 Study Group. Improved survival with vemurafenib in melanoma with BRAF V600E mutation. N Engl J Med. 2011 Jun 30;364(26):2507-16.

2. McArthur GA, Chapman PB, Robert C, et al. Safety and efficacy of vemurafenib in BRAF(V600E) and BRAF(V600K) mutation-positive melanoma (BRIM-3): extended follow-up of a phase 3, randomised, open-label study. Lancet Oncol. 2014 Mar;15(3):323-32.

3. Long GV, Hauschild A, Santinami M, et al. Adjuvant Dabrafenib plus Trametinib in Stage III BRAF-Mutated Melanoma. N Engl J Med. 2017 Nov9;377(19):1813-1823.

4. Dummer R, Hauschild A, Santinami M, et al. Five-Year Analysis of Adjuvant Dabrafenib plus Trametinib in Stage III Melanoma. N Engl J Med. 2020 Sep 17;383(12):1139-1148.

5. Long GV, Stroyakovskiy D, Gogas H, et al. Dabrafenib and trametinib versus dabrafenib and placebo for Val600 BRAF-mutant melanoma: a multicentre, double-blind, phase 3 randomised controlled trial. Lancet 2015;386:444-451.

6. Long GV, Flaherty KT, Stroyakovskiy D, et al. Dabrafenib plus trametinib versus dabrafenib monotherapy in patients with metastatic BRAF V600E/K-mutant melanoma: long-term survival and safety analysis of a phase 3 study. Ann Oncol 2017;28:1631-1639.

7. Robert C, Karaszewska B, Schachter J, et al. Improved overall survival in melanoma with combined dabrafenib and trametinib. N Engl J Med 2015;372:30-39.

8. Robert C, Grob JJ, Stroyakovskiy D, et al. Five-Year Outcomes with Dabrafenib plus Trametinib in Metastatic Melanoma. N Engl J Med. 2019 Aug 15;381(7):626-636.

9. Planchard D, Besse B, Groen HJM, et al. Dabrafenib plus trametinib in patients with previously treated BRAF(V600E)-mutant metastatic non-small cell lung cancer: an open-label, multicentre phase 2 trial. Lancet Oncol. 2016 Jul;17(7):984-993.

10. Planchard D, Besse B, Groen HJM, , et al. Phase 2 Study of Dabrafenib Plus Trametinib in Patients With BRAF V600E-Mutant Metastatic NSCLC: Updated 5-Year Survival Rates and Genomic Analysis. J Thorac Oncol. 2022 Jan;17(1):103-115.

11. 圖片來源：Created in BioRender. Chou, S. (2025) https://BioRender.com/y09p123

致 謝

感謝台北病理中心顧文輝執行長撰寫基因檢測，感謝張偉嶠教授及郭俊男藥師的審閱。

表一、臨床試驗資料摘要

藥品學名/組合	研究對象	對照的治療方式	主要研究結果	參考文獻
Vemurafenib	BRAF V600E 突變，已無法手術且未接受過治療的晚期 (stage IIIC) 或轉移性 (stage IV) 黑色素瘤	Dacarbazine	mPFS (p<0.0001) Vemurafenib: 6.9m Dacarbazine:1.6m mOS (P = 0.003) Vemurafenib:13.6m Dacarbazine:9.7m	1,2
Dabrafenib/ trametinib	BRAF V600E 突變，經手術完全切除後的第三期黑色素瘤	安慰劑	mRelapse-free Survival D/T: NR Placebo:16.6m	3,4
Dabrafenib/ trametinib (D/T)	BRAF V600E/K 突變，已無法手術且未接受過治療的晚期(stage IIIC) 或轉移性(stage IV) 黑色素瘤	Dabrafenib(D)	mPFS (P=0.0004) D/T: 11.0 m D: 8.8 m mOS (P = 0.0107) D/T: 25.1 m D: 18.7 m	5,6
Dabrafenib/ trametinib (D/T)	BRAF V600E/K 突變，已無法手術且未接受過治療的晚期(stage IIIC) 或轉移性(stage IV) 黑色素瘤	Vemurafenib(V)	mPFS (P < 0.001) D/T: 11.4 m V: 7.3 m mOS(P < 0.005) D/T: NR V: 17.2 m	7
Dabrafenib/ trametinib (D/T)	BRAF V600E 突變先前至少接受過一線鉑金類化學治療但不多於3線的轉移性非小細胞肺癌	無	ORR:68.4%	9,10

mPFS: median Progression-free survival, mOS: median overall survival

表二、臨床使用注意事項摘要

藥品學名	使用劑量	給藥注意事項	藥物或食物交互作用
Vemurafenib	960 mg BID	無	CYP3A4 強效抑制劑或誘導劑
Dabrafenib	150 mg BID	中高致吐性 空腹服用	1.CYP3A4 強效抑制劑或誘導劑 2. 經 CYP2Cs 與 CYP2B6 代謝之藥物

表三、臨床常見副作用

藥品學名	常見副作用
Vemurafenib	皮疹、光敏性、手足症候群、掉髮、關節痛、疲累、噁心、皮膚乳頭狀瘤、皮膚鱗狀細胞癌、基底細胞癌、QT 延長、高血壓、葡萄膜炎
Dabrafenib	發燒、頭痛、疲累、噁心、嘔吐、皮膚角化過度、高血糖症、低磷酸鹽血症、乳頭狀瘤、皮膚鱗狀細胞癌、葡萄膜炎
Trametinib	皮疹、皮膚乾燥、痤瘡性皮膚炎、AST 上升、ALT 上升 (39%)、水腫、腹瀉、貧血、低白蛋白血症、左心室射出分率下降、視網膜靜脈阻塞、視網膜色素上皮剝離、間質性肺病

第四章：BRCA 基因於癌症治療之應用

作者：趙明德

>> 藥品成分名

Olaparib、niraparib、talazoparib

>> 作用機轉

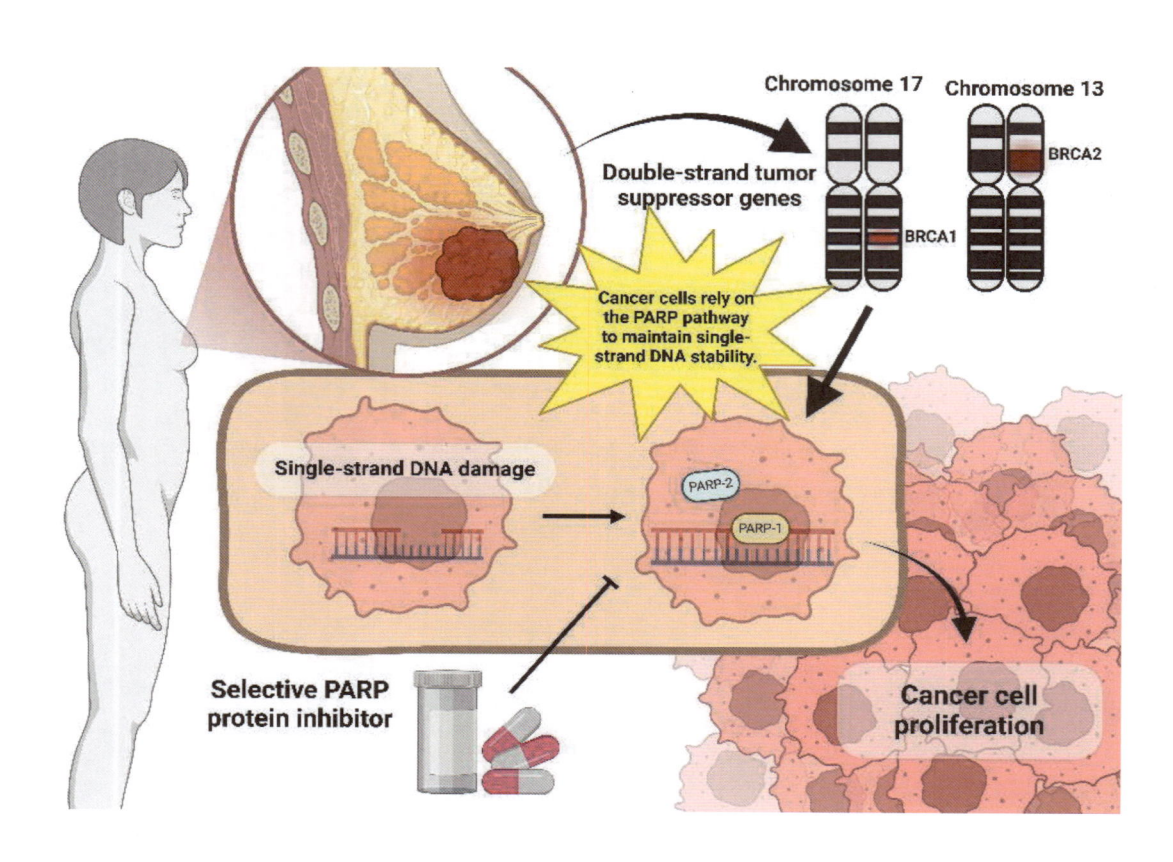

這類藥品的主要藥理作用為用為抑制 PARP 的活性；PARP 可分為 PARP1, PARP2, PARP3 共三種酵素，它們可參與正常細胞功能，例如 DNA 的轉錄與修復。不論腫瘤是否帶有其他參與 DNA 修復的同源重組修復 (HRR) 的 BRCA1/2，ATM 等基因缺陷，使用這類 PARP 抑制劑，均可抑制腫瘤的生長，並提高其他抗腫瘤藥物的毒殺活性。

檢測之基因

根據藥物的仿單，可能在不同的腫瘤領域中，有不同的基因檢測如 HRD 或 HRR；或是檢體來源，如：體細胞（somatic）突變（腫瘤細胞的突變），或生殖細胞（germline）突變：

HRD：

BRCA1/BRCA2 基因突變 /Genomic Instability Score (GIS)/gLOH。

HRR：

與 DNA 修復的同源重組修復 (HRR) 有關的基因，例如：ATM, BRCA1, BRCA2, BARD1, BRIP1, CDK12, CHEK1, CHEK2, FANCL, PALB2, RAD51B, RAD51C, RAD51D and RAD54L 等等

基因檢測之方式

HRD：

BRCA1/2 的基因突變，可能包括 SNV, INS/DEL，以及拷貝數變異 (copy number variation, CNV) 與大片段序列的插入與刪除的大片段重組 (large genomic rearrangement, LGR)。一般而言，現在多用 NGS 來進行 SNV 以及 INS/DEL 的檢測。拷貝數變異 (CNV) 或是大片段重組 (LGR) 的檢測，有些 NGS 的 panel 宣稱它們可以檢測，或是利用 MLPA (multiplex ligation-dependant probe amplification) 的技術來檢測。如果是 Genomic Instability Score (GIS)/gLOH 的檢測，則是利用某些特定的 NGS panel 的定序資料，經由特定的計算方式而取得的結果，因此在選擇與使用 NGS panel 時，可能需要考慮所選的方法與結果，是否能與臨床試驗時用的方法結果相匹配。

HRR：

目前多已次世代定序 (NGS) 的方法，將重要的 DNA 修復的同源重組修復 (HRR) 有關的基因加以定序，找出這些基因中是否存在有害或可能有害的突變。

健保給付適應症

Niraparib 與 olaparib 的健保適應症皆包含卵巢、輸卵管或原發性腹膜癌的單一藥物維持性治療二年。而健保給付的條件皆須同時符合以下項目：（1）對第一線含鉑化療有治療反應後使用（2）具 germline 或 somatic BRCA 1/2 致病性或疑似致病性突變（3）FIGO Stage III or IV。

此外，olaparib 還有兩項健保適應症——其中之一為去勢療法無效的轉移性攝護腺癌（mCRPC），給付條件為具 germline 或 somatic BRCA 1/2 致病性或疑似致病性突變且先前接受過新荷爾蒙藥物（novel hormonal agents）治療後惡化之成人病人。其另一項健保適應症為三陰性乳癌，給付條件為曾接受前導性、術後輔助性或轉移性化療，且具 germline BRCA 1/2 致病性或疑似致病性突變之轉移性乳癌者。

Talazoparib 的健保適應症為三陰性乳癌，給付條件為 18 歲以上，曾接受前導性、術後輔助性或轉移性化療 (或無法接受化療)，且具 germline BRCA 1/2 突變之轉移性乳癌者。

由於三種藥物有相似的健保適應症，因此在併用方面有下列的規範：

1. 治療卵巢、輸卵管或原發性腹膜癌時，olaparib 與 niraparib 僅能擇一使用，除因耐受不良，不得互換。
2. 治療三陰性乳癌時，olaparib 與 talazoparib 僅得擇一使用，除因耐受不良，不得互換。
3. 治療去勢療法無效的轉移性攝護腺癌時，olaparib 不得合併化療使用。

臨床實證

Niraparib 在 III 期的 NOVA 臨床試驗中，共收錄了 553 位對 platinum 製劑有感受性、但先前未接受 PARP 抑制劑治療的卵巢癌復發病人，他們在完成 platinum-based 的化學治療後，隨機被分配接受 niraparib 或安慰劑的維持治療。在每日服用 niraparib 300 mg 的病人族群的 PFS 有明顯的改善，特別是有 BRCA 基因突變的病人中，接受 niraparib 治療的 PFS 為 21.0 個月，顯著優於對照組的 5.5 個月；後續的追蹤結果雖然顯示這項治療在生存期 (OS) 並無明顯的差異 (44 個月 vs. 42 個月)，但推測這可能與對照組病人在病情進一步惡化後，改以 PARP 抑制劑接續治療所致。

在一項臨床試驗的研究中，發現具有 platinum 製劑感受性的復發高度惡性上皮細胞卵巢癌病人中，帶有 germline/somatic BRCA 突變的病人族群最能彰顯 olaparib 維持性治療的成效，除了 PFS 優於對照組外 (中位數 11 個月 vs. 4 個月)，在後續長達 5 年的追蹤統計發現 olaparib 也有改善 OS 的趨勢。相較之下，BRCA 基因沒有突變的病人只能透過 olaparib 治療稍微提高 PFS (7 個月 vs. 5.5 個月)，且沒有 OS 的療效反應。

Talazoparib 的開放性臨床試驗 EMBRACA 研究中，共收錄了 431 位曾接受不超過三線轉移性化學治療且具有 germline BRCA 突變但 HER2 陰性的局部晚期或轉移性乳癌病人，經隨機分派分別接受每日口服一次 talazoparib 1 mg 或由醫師選擇適當的化學治療 (capecitabine、eribulin、gemcitabine 或 vinorelbine) 後，接受 talazoparib 治療的病人有較好的 PFS (8.6 個月 vs. 5.6 個月)，且接受 talazoparib 的病人也有較好的客觀緩解率 OR (62.6% vs. 27.2%)。

臨床使用注意事項

Niraparib 作為晚期卵巢癌之第一線維持治療時，應依體重與血小板數量決定每天的治療劑量；如用於復發性卵巢癌之維持治療時，則每日建議起始劑量為 300 mg (如下表)。Niraparib 可隨餐或空腹服用。考量 niraparib 具有中高致吐性，建議可依據 NCCN 指引給予預防性止吐藥，並建議於睡前服用，以降低噁心 / 嘔吐的風險。Niraparib 與其他藥物間的藥物交互作用並不明顯，因為不論是 niraparib 或

其主要初級代謝物 M1(非活性)的藥動學參數幾乎都不受 CYP 酵素系統或 P-glycoprotein 的影響；但 niraparib 是 MATE1 與 MATE2(多重藥物與毒素的排除轉運蛋白)的抑制劑，與這些轉運蛋白的受質之藥物(例如 metformin)併用後，可能會導致這些藥物的血中濃度增加。此外，niraparib 併用具骨髓抑制毒性的抗癌藥物(包括破壞 DNA 之藥物)的臨床試驗結果顯示，骨髓抑制的毒性會更為顯著且持久；若在 niraparib 治療期間併用減毒疫苗時，則可能會增加這些疫苗的潛在副作用風險。

卵巢癌狀態	晚期卵巢癌之第一線維持治療		復發性卵巢癌之維持治療
	BW < 77 Kg OR Platelet <150,000/μL	BW > 77 Kg AND Platelet >150,000/μL	
每日起始劑量	200 mg	300 mg	300 mg

Olaparib 建議每日總劑量 600 mg，分成二次服用。雖然 olaparib 可隨餐或空腹服用，但高油脂的食物可能會降低 olaparib 的吸收速率與降低藥物的最高血中濃度(但並不會影響口服吸收的藥物總量)，由於 olaparib 具有中高致吐性，建議可依據 NCCN 指引給予預防性止吐藥，並建議隨餐服用 olaparib，以降低噁心/嘔吐的風險。Olaparib 主要是透過 CYP3A4 代謝，因此在處方藥品時，須留意病患的用藥中，是否存在 CYP3A4 抑制劑或誘導劑。強效的 CYP3A4 抑制劑(例如 atazanavir、ritonavir、itraconazole、ketoconazole、posaconazole、voriconazole、clarithromycin、erythromycin)，可能會增加 Olaparib 的血中濃度，進而增加不良反應的風險，應盡量避免使用。強效的 CYP3A4 誘導劑(例如 carbamazepine、phenobarbital、phenytoin、rifampicin)，會減少 Olaparib 的效果，建議避免使用。此外，olaparib 併用具骨髓抑制毒性的抗癌藥物(包括破壞 DNA 之藥物)的臨床試驗結果顯示骨髓抑制的毒性會更為顯著且持久。

Talazoparib 建議每天一次，每次服用 1 mg，可隨餐或空腹服用。Talazoparib 屬於低致吐性藥品，建議在首次接受 talazoparib 治療時，可先給予病人預防性止吐藥品備用，後續可視病人用藥後的反應，再決定是否要繼續給予預防性止吐藥。

臨床常見副作用

Niraparib 常見的副作用包括低血鎂 (36%)、血糖上升 (66%)、便祕 (38-40%)、噁心 (57-77%)、血清鹼性磷酸酶上升 (46%)、肝臟酵素 AST 升高 (<35%)、疲倦乏力 (51%-61%)、肌肉骨骼疼痛 (39%)、血清肌酐酸上升 (40%) 等。其他常見的還有骨髓抑制相關的副作用，包括貧血 (52%-64%)、嗜中性白血球減少 (31%-42%)、血小板減少 (66%-71%)、淋巴球減少 (51%) 等，因此建議在治療期間應定期追蹤全血球數 (開始治療的第一個月內每週需監測一次，接著每月追蹤一次，第二年起可改為定期追蹤即可)。少見的嚴重副作用則包括嚴重的高血壓現象，因此有高血壓或心臟疾病病史的病人應特別留意。

Olaparib 常見的副作用包括腹痛 (45%)、噁心 (45-77%)、平均紅血球容積升高 (<89%)、流感 (<36%)、疲倦乏力 (67%)、鼻咽炎 (<36%)、鼻炎 (<36%)、鼻竇炎 (<36%)、上呼吸道感染症 (<36%)、流感 (<36%)、疲倦乏力 (67%) 等。其他常見的還有骨髓抑制相關的副作用，包括血小板減少 (4%-14%)、貧血 (24%-44%，其中超過 89% 的病人伴隨著 MCV 上升、嗜中性白血球減少 (12%-19%) 等，因此建議在治療期間應每月定期追蹤全血球數 (如發生血球毒性時，改為每週監測一次，直到長期血液毒性恢復)。少見的嚴重副作用則包括血栓症與肺炎 (pneumonitis)，故建議治療期間應密切留意任何疑似靜脈血栓與肺栓塞 (<5%) 和肺炎的徵兆 / 症狀，特別是剛出現或趨於惡化的咳嗽、呼吸困難、發燒與喘鳴現象等。

Talazoparib 常見的副作用，以骨髓抑制最為常見，包括貧血 (90%)、嗜中性白血球減少 (68%)、血小板減少 (55%)、淋巴球低下 (76%) 等，因此建議治療期間應定期追蹤全血球數；其他常見的副作用包括血糖上升 (54%)、血清鹼性磷酸酶上升 (36%)、肝臟酵素 ALT 升高 (33%) 與 AST 升高 (37%)、疲倦 (62%) 與頭痛 (33%) 等。

參考文獻

1. Mirza MR, Monk BJ, Herrstedt J, et al. Niraparib Maintenance Therapy in Platinum-Sensitive, Recurrent Ovarian Cancer. N Engl J Med. 2016 Dec 1;375(22):2154-2164.
2. Ledermann JA, Harter P, Gourley C, et al. Overall survival in patients with platinum-sensitive recurrent serous ovarian cancer receiving olaparib maintenance monotherapy: an updated analysis from a randomised, placebo-controlled, double-blind, phase 2 trial. Lancet Oncol. 2016 Nov;17(11):1579-1589.
3. Litton JK, Rugo HS, Ettl J, et al. Talazoparib in Patients with Advanced Breast Cancer and a Germline BRCA Mutation. N Engl J Med. 2018 Aug 23;379(8):753-763.
4. 圖片來源：Created in BioRender. Chou, S. (2025) https://BioRender.com/y09p123

致 謝

感謝台北病理中心顧文輝執行長撰寫基因檢測，感謝張偉嶠教授及林泊宏藥師的審閱。

表一、臨床試驗資料摘要

藥品學名	研究對象	對照的治療方式	主要研究結果	參考文獻
Niraparib	對 platinum 製劑具感受性的復發性卵巢癌病人，並依 germline BRCA mutation 狀態分為 gBRCA 與 non-gBRCA 進行維持性治療	Placebo	PFS: gBRCA: 21.0 月 vs.5.0 月 non-gBRCA: 12.9 月 vs.3.8 月	1
Olaparib	曾接受至少二線化學治療且對 platinum 製劑具感受性，同時帶有 germline BRCA 突變陽性的復發性高度漿液性卵巢癌或高度子宮內膜樣癌症病人的維持性治療	Placebo	PFS: 11 月 vs. 4 月 OS: 7 月 vs. 5.5 月	2
Talazoparib	帶有 germline BRCA mutation 的晚期乳癌病人	chemotherapy of physician's choice	PFS: 8.6 月 vs. 5.6 月 ORR: 62.6% vs. 27.2%	3

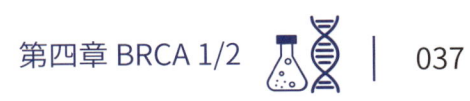

表二、臨床使用注意事項摘要

藥品學名	使用劑量	給藥注意事項	藥物或食物交互作用
Niraparib	**晚期卵巢癌之第一線維持治療：** - BW<77 Kg OR Platelet < 150,000/uL： 200 mg QD - BW>77 Kg AND Platelet > 150,000/uL： 300 mg QD **復發性卵巢癌之維持治療：** 300 mg QD	中高致吐性	無
Olaparib	300 mg BID	中高致吐性	1. CYP3A4 抑制劑與誘導劑 2. 葡萄柚
Talazoparib	1 mg QD	低致吐性	無

表三、臨床常見副作用

藥品學名	常見副作用
Niraparib	血清鎂降低、便秘、噁心、貧血、淋巴球減少、嗜中性白血球減少、血小板減少、血清鹼性磷酸酶升高、血清天門冬胺酸轉氨酶升高、疲勞（包括疲倦）、肌肉骨骼疼痛、血清肌酸酐升高
Olaparib	腹痛、噁心、流感、疲倦、鼻咽炎、鼻炎、鼻竇炎、上呼吸道感染
Talazoparib	血糖升高、噁心、血紅素降低、嗜中性白血球減少、血小板數降低、淋巴球減少、血清丙胺酸轉氨酶升高、血清鹼性磷酸酶升高、血清天門冬胺酸轉氨酶升高、疲勞、頭痛

第五章：EGFR 基因於肺癌治療之應用

作者：林泊宏

>> 藥品成分名

Gefitinib, erlotinib, afatinib, osimertinib, dacomitinib

>> 作用機轉

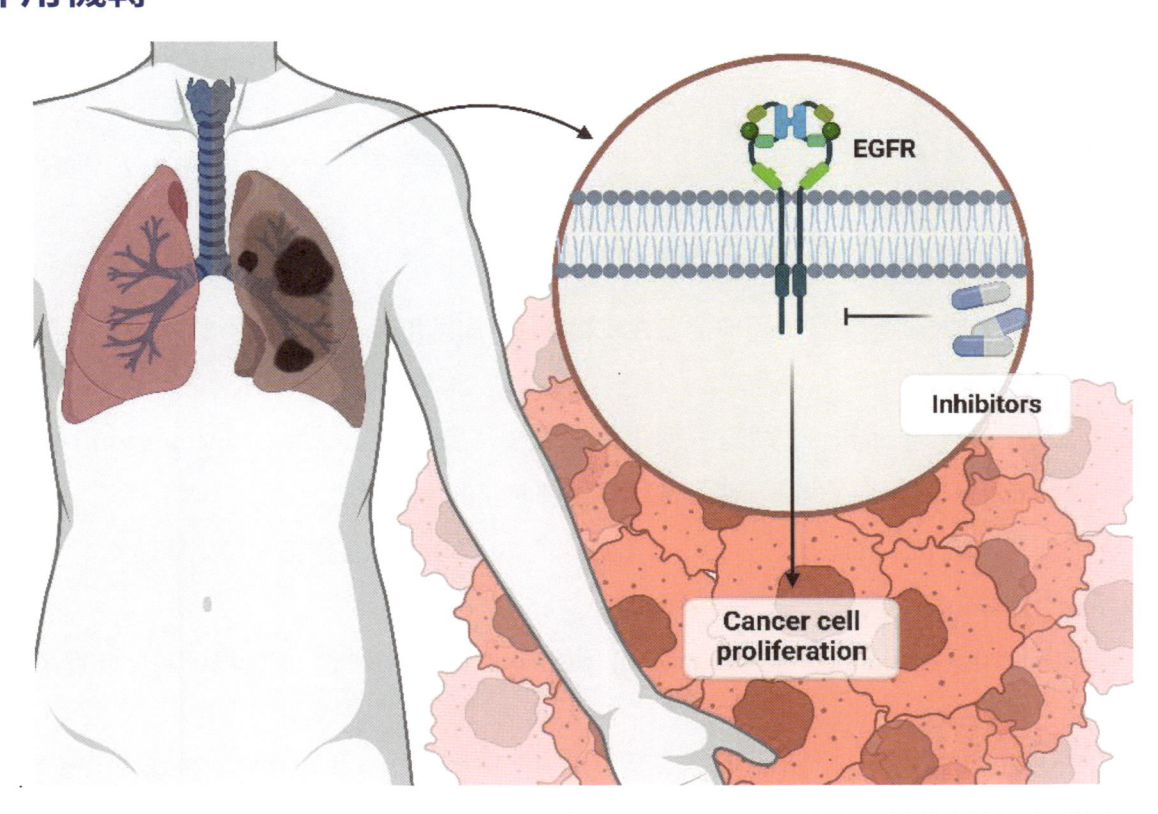

為表皮生長因子接受體 (EGFR) 酪胺酸激酶酵素 (tyrosine kinase) 之專一性抑制劑，通常表現於源自上皮細胞的實體腫瘤。抑制 EGFR 酪胺酸激酶酵素之活性，便抑制了腫瘤之生長、轉移及血管增生，並促進癌細胞之凋亡。

檢測之基因

EGFR 之 exon 19～21 之一些特定 codon 位置的 SNV 與 Indel

基因檢測之方式

EGFR 之 exon 19~21 之一些特定 codon 位置的核苷酸有 SNV 或 Indel 的突變，使的它所代表的氨基酸發生變化而影響其活性。這一類的突變檢測可以用核酸定序的方法，或是使用可以辨識突變位點的特定探針的 real time PCR，或是 MALDI-TOF。通常臨床上小切片檢體，最好用靈敏度高的檢測方法，如 qPCR 或 NGS。若有開刀下來的大檢體，其病理切片可以經病理醫師判讀之後，利用 micro-dissection 的方式增加腫瘤細胞比例，則靈敏度較低的方法，如桑格式定序也可以用。但是在實務上，肺癌被發現的時候多為高期別，通常只會有小 biopsy 檢體，開刀的大檢體比例少，甚至可能使用 ctDNA 液態切片 (liquid biopsy)，因此多建議用高靈敏度的檢測方法。

健保給付適應症

Gefitinib 限單獨使用於—

1. 具有 EGFR-TK 基因突變之局部侵犯性或轉移性 (即第Ⅲ B、Ⅲ C 或第 Ⅳ 期) 之肺腺癌病患之第一線治療。

2. 先前已使用過第一線含鉑化學治療，或 70 歲以上接受過第一線化學治療，但仍局部惡化或轉移之肺腺癌。

Erlotinib 限單獨使用於—

1. 具有 EGFR-TK 基因突變之局部侵犯性或轉移性 (即第Ⅲ B、Ⅲ C 或第 Ⅳ 期) 之肺腺癌病患之第一線治療。

2. 已接受 4 個週期 platinum 類第一線化學療法後，腫瘤範圍穩定 (stable disease，不含 partial response 或 complete response) 之局部晚期或轉移性肺腺癌的維持療法。

3. 先前已使用過 platinum 類第一線化學治療，或 70 歲以上接受過第一線化學治療，但仍局部惡化或轉移之腺性非小細胞肺癌之第二線用藥。

4. 先前已使用過 platinum 類及 docetaxel 或 paclitaxel 化學治療後，但仍局部惡化或轉移之非小細胞肺癌之第三線用藥。

Erlotinib 與 bevacizumab (限使用 avastin) 併用時，可作為無法手術切除的轉移性（第 Ⅳ 期）且帶有表皮生長因子受體 (EGFR) Exon 21 L858R 活性化突變之腦轉移非鱗狀非小細胞肺癌病患的第一線治療。

Afatinib 限單獨使用於—

1. 具有 EGFR-TK 基因突變之局部晚期或轉移性 (即第Ⅲ B、Ⅲ C 期或第 Ⅳ 期) 之肺腺癌病患之第一線治療。

2. 先前已使用過第一線含鉑化學治療，但仍惡化的局部晚期或轉移性之鱗狀組織非小細胞肺癌之

第二線治療。

Dacomitinib 限單獨使用具有 EGFR TK Exon 19 Del 或 Exon 21 L858R 點突變，且無腦轉移 (non CNS) 之局部侵犯性或轉移性即第ⅢB、ⅢC 或第Ⅳ期之肺腺癌病患之第一線治療。每日限用一粒。

Osimertinib 限單獨使用於—

1. 具有 EGFR Exon 19 Del 或 Exon 21 L858R 基因突變之局部侵犯性（IIIB、IIIC 期）或轉移性肺腺癌病患之第一線治療。

2. 先前已使用過 EGFR 標靶藥物 gefitinib、erlotinib、afatinib 或 dacomitinib 治療失敗，且具有 EGFR T790M 基因突變之局部侵犯性或轉移性之非小細胞肺癌之第二線治療。

此外，每日限用一粒，事前審查核准後使用。

所有 EGFR inhibitors 用於第一線使用時，病歷應留存確實患有肺腺癌之病理或細胞檢查報告，及 EGFR 基因突變檢測報告。此治療藥品僅得擇一使用，除因耐受性不良，不得互換。每次處方以 4 週為限，再次處方時需於病歷記錄治療後相關臨床資料，如每 4 週需追蹤胸部 X 光或電腦斷層等影像檢查，每 8 至 12 週需進行完整療效評估。

臨床實證

Gefitnib 用於 EGFR 突變陽性的晚期非小細胞肺癌病人，是根據一個第三期的臨床試驗。這個研究所收入的對象，為晚期非小細胞肺腺癌，以前少量吸菸或從不吸菸，以及未曾接受化學治療的病人。一組接受 gefitnib 250 mg daily，對照組給予 carboplatin (AUC 5 或 6) 跟 paclitaxel (200 mg/m^2)。經過篩選後，共有 437 位病人可評估 EGFR 突變分析數據，在 EGFR 突變陽性組的疾病無惡化存活期明顯比對照組長 (n=261，HR, 0.48;95% CI, 0.36 to 0.64; P<0.001)，客觀反應率也優於對照組 (71.2% vs 47.3%, P=0.0001)，也有較佳的生活品質和肺癌症狀改善 (FACT-L 總分；70.2% vs 44.5%, P<0.0001; TOI 70.2% vs 38.3%，P<0.0001; LCS 75.6% vs 53.9%, p=0.0003)。兩組間的整體存活率則是沒有顯著的差異 (21.6 vs 21.9 months)。平均的用藥時間是 6.4 個月，相較於對照組的 3.4 個月。

Erlotinib 用於 EGFR 突變陽性的晚期非小細胞肺癌病人，是根據一個第三期的臨床試驗。這個研究所收入的對象，為先前未接受過化學或全身性抗腫瘤治療且具有 EGFR 陽性 (exon 19 缺失或 exon 21 突變) 之晚期非小細胞肺癌病人。一組接受 erlotinib 150 mg daily，對照組給予含鉑金類藥品的化療療法達四個週期。在預先計畫的期間分析共有 153 位病人收錄，erlotinib 組的中位無惡化存活期優於對照組 (9.4 vs 5.2 months，p < 0·0001)，客觀反應率也優於對照組 (54.5% vs 10.5%, p < 0·0001)。兩組間的整體存活率則是沒有顯著的差異 (19.3 vs 19.5 months, p=0.87)。平均的用藥時間為 8.2 個月，相較於對照組的 2.8 個月。

Afatinib 用於 EGFR 突變陽性的晚期非小細胞肺癌病人，是根據一個第三期的臨床試驗。這個研

究所收入的對象，為先前未曾接受全身性治療的晚期或轉移性肺癌症患者。一組接受 afatinib 40 mg daily，對照組給予 cisplatin 75 mg/m^2 跟 pemetrexed 500 mg/m^2。共有 153 位病人收錄。Afatinib 組的中位無惡化存活期優於對照組 (11.1 vs 6.9 months, p = 0·004)，客觀反應率也優於對照組 (56.1% vs 22.6%, p < 0·0001)。兩組間的整體存活率則是沒有顯著的差異 (28.1 vs 28.2 months, p=0.55)。平均使用 afatinib 時間為 11 個月 (16 cycles)，化療組則是 4 個 cycles。

Dacomitinib 用於 EGFR 突變陽性的晚期非小細胞肺癌病人，是根據一個第三期的臨床試驗。這個研究所收入的對象，為 EGFR 活化性突變 exon 19 deletion 或 exon 21 L858R substitution mutations 之局部末期、不適合接受治癒性手術或放射治療，或轉移性肺癌病人。一組接受 dacomitinib 45 mg daily，對照組給予 gefitinib 250 mg daily。共有 452 位病人收錄。Dacomitinib 組的中位無惡化存活期優於對照組 (14.7 vs 9.2 months, p < 0·0001)，整體存活率則也優於對照組 (34.1 vs 26.8 months, p=0.0438)。反應者反應持續時間也較對照組長 (14.8 vs 8.3 months, p < 0·0001)。兩組間的客觀反應率則是沒有顯著的差異 (74.9% vs 71.6%, p=0.3883)。平均的用藥時間為 11.1 個月，相較於對照組的 9.2 個月。

Osimertinib 用於 EGFR 突變陽性的晚期非小細胞肺癌病人，是根據一個第三期的臨床試驗。這個研究所收入的對象，為 EGFR 活化性突變 exon 19 deletion 或 exon 21 L858R substitution mutations 之未曾接受全身性治療的肺癌病人。一組接受 osimertinib 80 mg daily，對照組給予 gefitinib 250 mg daily 或是 erlotinib 150 mg daily。共有 556 位病人收錄。Osimertinib 組的中位無惡化存活期優於對照組 (18.9 vs 10.2 months, p < 0·0001)，具有療效反應病人的反應持續時間也較對照組長 (17.2 vs 8.5 months)。兩組間的客觀反應率則是沒有顯著的差異 (80% vs 76%, p=0.24)。整體存活率資料尚不完整。平均的用藥時間為 16.2 個月，相較於對照組的 11.5 個月。

Osimertinib 用於轉移性 EGFR T790M 突變陽性的晚期非小細胞肺癌之第二線治療，是根據一個第三期的臨床試驗。這個研究所收入的對象，先前接受全身性治療 (包括一種 EGFR TKI) 時惡化的病人。一組接受 osimertinib 80 mg daily，對照組給予 cisplatin 75 mg/m^2 或 carboplatin AUC 5 跟 pemetrexed 500 mg/m^2。共有 419 位病人收錄。Osimertinib 組的中位無惡化存活期優於對照組 (10.1 vs 4.4 months, p < 0·0001)，客觀反應率也優於對照組 (65% vs 29%, p < 0·0001)。具有療效反應病人的反應持續時間也較對照組長 (11.1 vs 4.2 months)。整體存活率資料尚不完整。平均的用藥時間為 8.6 個月，相較於對照組的 4.8 個月。

臨床使用注意事項

Gefitinib 的常用劑量為每日一次，一次 250 mg，可與食物併服或空腹服用。當患者無法整粒吞服錠劑時，可將錠劑置於水中崩散後服用。此溶液也可用鼻胃管餵食。Gefitinib 為 CYP3A4 受質，因

此在處方藥品時，須留意病患的用藥中，是否存在 CYP3A4 抑制劑或誘導劑。H2 受體拮抗劑及氫離子幫浦阻斷劑可能會降低 gefitinib 的血中濃度，並因而降低其效力。

　　Erlotinib 的常用劑量為每日一次，一次 150 mg，並應於進食前至少 1 小時或進食後 2 小時服用。Erlotinib 為 CYP3A4 受質，因此在處方藥品時，須留意病患的用藥中，是否存在 CYP3A4 抑制劑或誘導劑。H2 受體拮抗劑及氫離子幫浦阻斷劑可能會降低 erlotinib 的血中濃度，並因而降低其效力。

　　Afatinib 的常用劑量為每日一次，一次 40 mg，此藥品不可與食物同時服用，不可在服藥之前至少 3 小時內與服藥後至少 1 小時內進食。若無法吞服整粒錠劑，可將此錠劑放入約 100 mL 飲用水（非碳酸類）中崩散，攪拌直到錠劑崩散成極小的顆粒（約 15 分鐘）後，立即喝下此溶液，再以約 100 mL 水沖洗杯緣並喝下。此溶液也可用鼻胃管餵食。afatinib 為 P-糖蛋白 (P-gp) 的受質，因此在處方藥品時，須留意病患的用藥中，是否存在抑制劑或誘導劑。強力 P-gp 抑制劑（包括但不限於 ritonavir、cyclosporine a、ketoconazole、itraconazole、erythromycin、verapamil、quinidine、tacrolimus、nelfinavir、saquinavir 及 amiodarone) 可能會增加 Afatinib 的暴露量，應謹慎使用。強力 P-gp 誘發劑（包括但不限於 rifampicin、carbamazepine、phenytoin、phenobarbital 與 St. John's Wort）可能會降低 Afatinib 的暴露量。

　　Dacomitinib 的常用劑量為每日一次，一次 45 mg，可伴隨食物或空腹服用。此藥品可能會增加其他經 CYP2D6 代謝藥物的暴露量（或減少活性代謝物暴露量）。應避免併用治療指數狹窄且高度依賴 CYP2D6 代謝的藥物（包括但不限於 procainamide、pimozide 和 thioridazine。應避免同時併用氫離子幫浦抑制劑，可使用局部作用型制酸劑取代氫離子幫浦阻斷劑，或若是使用氫離子幫浦阻斷劑，在服用前至少 2 小時或使用後 10 小時，再服用 dacomitinib。

　　Osimertinib 的常用劑量為每日一次，一次 80 mg，可在每日相同時段空腹或與食物併用。可將錠劑於約 50 mL 非碳酸水中，攪拌直到錠劑崩散後立即喝下。若需要由鼻胃管投藥，將錠劑崩散於 15 mL 非碳酸水中，另以 15 mL 的開水沖洗殘餘藥並移至灌食空針，將 30 mL 的液體依鼻胃管使用說明進行給藥，再以適量的開水沖洗管道。併用強效 CYP3A4 誘導劑時，會減少 osimertinib 暴露量，可能導致療效降低。此外，osimertinib 有造成 QTc 間隔延長的風險，應避免併服其他已知或可能造成 QTc 間隔延長的藥物併用。

臨床常見副作用

　　Gefitinib 常見的副作用，以皮膚反應 (47%) 為主，紅斑性膿皰疹，部分呈現癢及乾燥，包括皮膚龜裂。另外腸胃道的症狀也常見到，包括腹瀉 (29%)。其他嚴重的副作用則有肝毒性、角膜炎及間質性肺炎。

　　Erlotinib 常見的副作用，以皮膚反應 (60-85%) 為主，像是皮疹。另外腸胃道的症狀也常見到，

包括腹瀉 (54%)、厭食 (52%)、噁心 (33%)。其他副作用有呼吸道症狀 (呼吸困難 41-45%、咳嗽 48%)，神經症狀 (疲倦 52%)。其他嚴重的副作用則有肝毒性、眼毒性、腸穿孔、腎毒性及間質性肺炎。

　　Afatinib 常見的副作用，以皮膚反應為主，像是皮疹 (71%)、甲溝炎 (58%)、痤瘡型皮膚炎 (35%)、皮膚乾燥 (31%)。另外腸胃道的症狀也常見到，包括腹瀉 (75-96%) 及口腔炎 (30-71%)。其他副作用有淋巴球減少 (38%)、肝功能指數異常 (34%-51%)、腎功能異常 (49%)。其他嚴重的副作用則有心毒性、角膜炎及間質性肺炎。

　　Dacomitinib 常見的副作用，以腸胃道的症狀為主，像是腹瀉 (88.6%)、口腔炎 (45%)、食慾減低 (31.8%)。另外皮膚反應也常見到，像是皮疹 (79.2%)、指甲異常 (64%)、皮膚乾燥 (30%)。其他副作用有淋巴球減少 (42%)、貧血 (44%)、肝功能指數異常 (40%)、高血糖 (36%)、低血鈣 (33%)、白蛋白濃度低下 (44%)。其他嚴重的副作用則有間質性肺炎。

　　Osimertinib 常見的副作用，以腸胃道的症狀為主，像是腹瀉 (47-58%)、口腔炎 (32%)。另外皮膚反應也常見到，像是皮疹 (40-58%)、皮膚乾燥 (36%)、指甲毒性 (35-37%)。其他副作用有淋巴球減少 (54%)、貧血 (30-59%)、血小板低下 (47-51%)。其他嚴重的副作用心毒性、角膜炎及間質性肺炎。

參考文獻

1. Mok, T. S., Wu, Y. L., Thongprasert, S., et al. Gefitinib or carboplatin-paclitaxel in pulmonary adenocarcinoma. The New England journal of medicine, 361(10), 947–957.
2. Product Information: IRESSA® oral tablets, gefitinib oral tablets. AstraZeneca Pharmaceuticals, 2013.
3. Rosell, R., Carcereny, E., Gervais, R.,et al. Erlotinib versus standard chemotherapy as first-line treatment for European patients with advanced EGFR mutation-positive non-small-cell lung cancer (EURTAC): a multicentre, open-label, randomised phase 3 trial. The Lancet. Oncology, 13(3), 239–246.
4. Product Information: TARCEVA® oral tablets, erlotinib oral tablets. Genentech Inc., 2010.
5. Sequist, L. V., Yang, J. C., Yamamoto, N., et al. Phase III study of afatinib or cisplatin plus pemetrexed in patients with metastatic lung adenocarcinoma with EGFR mutations. Journal of clinical oncology : official journal of the American Society of Clinical Oncology, 31(27), 3327–3334.
6. Product Information: GILOTRIF® oral tablets, afatinib oral tablets. Boehringer Ingelheim Pharmaceuticals, Inc., 2018.
7. Wu, Y. L., Cheng, Y., Zhou, X.,et al. Dacomitinib versus gefitinib as first-line treatment for patients with EGFR-mutation-positive non-small-cell lung cancer (ARCHER 1050): a randomised, open-label, phase 3 trial. The Lancet. Oncology, 18(11), 1454–1466.
8. Product Information: VIZIMPRO® oral tablets, dacomitinib oral tablets. Pfizer Inc., 2018.
9. Soria, J. C., Ohe, Y., Vansteenkiste, J., et al. Osimertinib in Untreated EGFR-Mutated Advanced Non-Small-Cell Lung Cancer. The New England journal of medicine, 378(2), 113–125.
10. Mok, T. S., Wu, Y.-L., Ahn, M.-J., et al. Osimertinib or Platinum-Pemetrexed in EGFR T790M-Positive Lung Cancer. The New England journal of medicine, 376(7), 629–640.
11. Product Information: TAGRISSO® oral tablets, osimertinib oral tablets. AstraZeneca Pharmaceuticals, 2024.
12. 圖片來源：Created in BioRender. Chou, S. (2025) https://BioRender.com/y09p123

致謝

感謝台北病理中心顧文輝執行長撰寫基因檢測，感謝張偉嶠教授及趙明德藥師、郭俊男藥師的審閱。

表一、臨床試驗資料摘要

藥品學名	研究對象	對照的治療方式	主要研究結果	參考文獻
Gefitinib	晚期非小細胞肺癌病人（EGFR 突變陽性組）	Carboplatin 跟 paclitaxel	**ORR:** 71.2% vs 47.3% **PFS:** HR, 0.48 **OS:** 21.6 vs 21.9 months	1
Erlotinib	帶有 EGFR 突變陽性的晚期非小細胞肺癌病人	含鉑金類藥品的化療療法	**ORR:** 54.5% vs 10.5% **PFS:** 9.4 vs 5.2 months **OS:** 19.3 vs 19.5 months	3
Afatinib	帶有 EGFR 突變陽性的晚期非小細胞肺癌病人	Cisplatin 跟 pemetrexed	**ORR:** 56.1% vs 22.6% **PFS:** 11.1 vs 6.9 months **OS:** 28.1 vs 28.2 months	5
Dacomitinib	帶有 EGFR 突變陽性的晚期非小細胞肺癌病人（exon 19 deletion 或 exon 21 L858R mutations）	Gefitinib	**ORR:** 74.9% vs 71.6% **PFS:** 14.7 vs 9.2 months **OS:** 34.1 vs 26.8 months	7
Osimertinib (1st line)	EGFR 突變陽性的晚期非小細胞肺癌病人（exon 19 deletion 或 exon 21 L858R mutations）	Gefitinib 或 erlotinib	**ORR:** 80% vs 76% **PFS:** 17.2 vs 8.5 months	9
Osimertinib (2nd line)	轉移性 EGFR T790M 突變陽性的晚期非小細胞肺癌之第二線治療	Cisplatin 或 carboplatin 跟 pemetrexed	**ORR:** 65% vs 29% **PFS:** 10.1 vs 4.4 months	10

表二、臨床使用注意事項摘要

藥品學名	使用劑量	給藥注意事項	藥物或食物交互作用
Gefitinib	250 mg QD	無	1. CYP3A4 抑制劑與誘導劑 2. 葡萄柚 3. H2 受體拮抗劑及氫離子幫浦阻斷劑
Erlotinib	150 mg QD	進食前至少 1 小時或進食後 2 小時服用	1. CYP3A4 抑制劑與誘導劑 2. 葡萄柚 3. H2 受體拮抗劑及氫離子幫浦阻斷劑
Afatinib	40 mg QD	進食前至少 1 小時或進食後 3 小時服用	1. P-gp 抑制劑與誘導劑
Dacomitinib	45 mg QD	無	1. H2 受體拮抗劑及氫離子幫浦阻斷劑 2. 經 CYP2D6 代謝藥物
Osimertinib	80 mg QD	無	1. CYP3A4 強效抑制劑 2. QTc 間隔延長之藥物

表三、臨床常見副作用

藥品學名	常見副作用
Gefitinib	皮膚反應、腹瀉
Erlotinib	皮膚反應、腹瀉、厭食、噁心、呼吸困難、咳嗽、疲倦
Afatinib	皮膚反應、腹瀉、口腔炎、淋巴球減少、肝功能指數異常、腎功能異常
Dacomitinib	皮膚反應、腹瀉、口腔炎、食慾減低、淋巴球減少、肝功能指數異常、貧血、高血糖、低血鈣、白蛋白濃度低下
Osimertinib	皮膚反應、腹瀉、口腔炎、淋巴球減少、貧血、血小板低下

第六章：FGFR2 基因於膽管癌治療之應用

作者：劉玟彤

>> 藥品成分名

Pemigatinib

>> 作用機轉

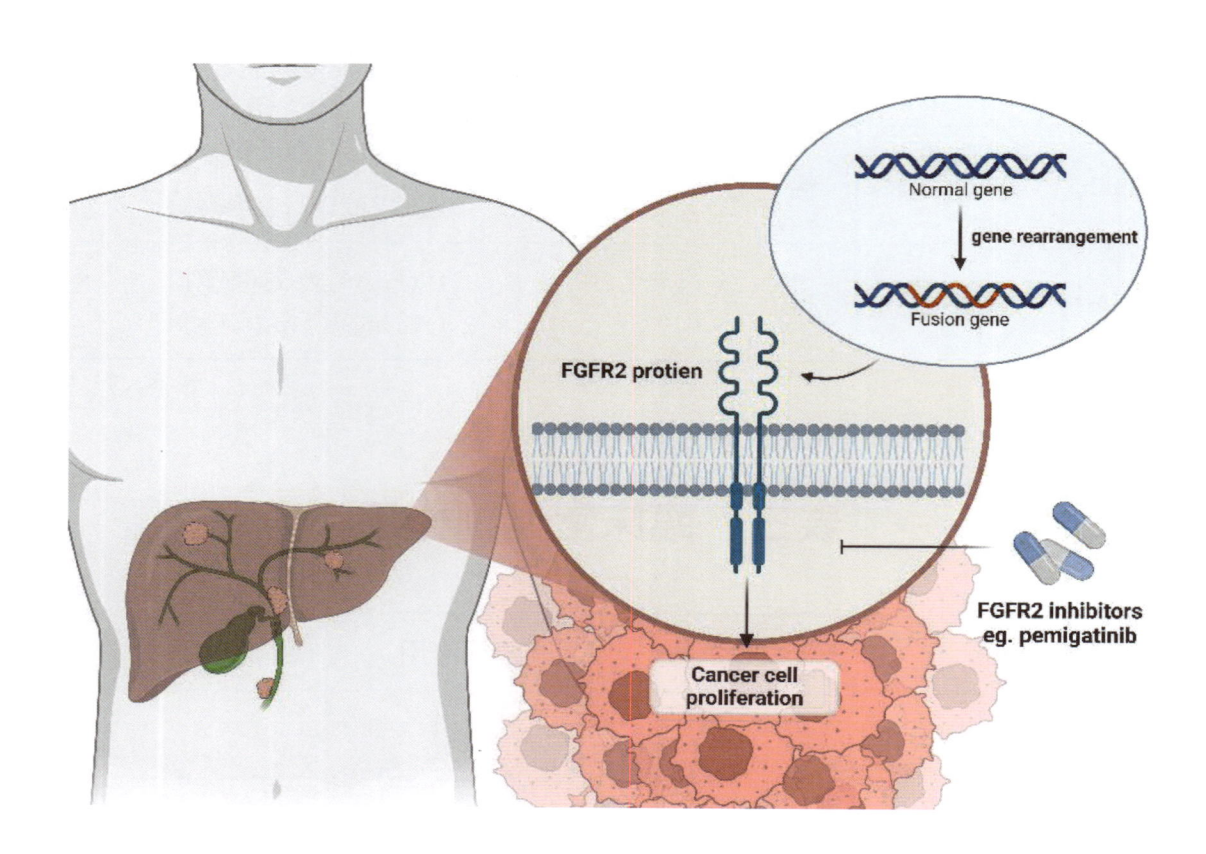

FGFR2 纖維母細胞生長因子受體 2 為一種受體酪胺酸激酶 (tyrosine kinase, TKs)，目前發現總共有 4 種類型，分別為 FGFR1 至 FGFR4。FGFR TKs 訊號活化會使腫瘤增生與存活，透過抑制 FGFR TKs 的磷酸化及訊號傳遞，進而導致帶有 FGFR 擴增與融合的活化型變異之腫瘤細胞存活度降低。

檢測之基因

FGFR2 gene fusion (FGFR2 gene rearrangement)

基因檢測之方式

基因檢測之方式：要檢測融合基因，傳統的方法有染色體核型分析 (Chromosome karyotyping) 或螢光原位雜交 (FISH)，不過近年來新的藥物的伴隨式診斷已經較少用這些方法。目前臨床上常用的是反轉錄 PCR/ 定量反轉錄 PCR (RT-PCR/RT-qPCR)，或將它放入固態腫瘤套組 panel 中，用次世代定序 (NGS) 來檢測。

健保給付適應症

目前 pemigatinib 的衛福部適應症為成人接受過全身性藥物治療、腫瘤具有 FGFR2 融合或重排、不可手術切除的局部晚期或轉移性膽管癌，而此適應症被健保所給付。此給付須經事前審查核准後使用，需檢附腫瘤組織具 FGFR2 基因融合或重排之基因變異檢測報告，

臨床實證

Pemigatinib 用於成人接受過全身性藥物治療、腫瘤具有 FGFR2 融合或重排、不可手術切除的局部晚期或轉移性膽管癌病人，是根據一個第二期的臨床試驗 (FIGHT-202)。這個研究所收入的對象分為三組：

1. 具有 FGFR2 融合或重排之患者，共 107 位
2. 具有其他 FGF/FGFR 變異之患者，共 20 位
3. 沒有 FGF/FGFR 變異之患者，共 18 位

所有患者以每天 13.5 mg 的劑量開始治療，以 21 天為週期 (用藥兩週停藥一週)。平均追蹤 17.8 個月後，在第一組患者共 107 位 (具有 FGFR2 融合或重排之患者)，腫瘤客觀反應率為 36% (共 38 位)，完全反應率為 2.8%，80% 達到疾病控制 (客觀反應或病情穩定)，反應持續時間中位數為 7.5 個月，無疾病惡化存活期為 6.9 個月，而整體存活期數據尚不完整，107 位患者中共有 40 位已死亡 (37%)，平均存活期為 21.1 個月 [95% CI 14.8 to not estimable]。另外兩組皆未達到腫瘤客觀反應且無疾病惡化期與整體存活期數據仍不理想。

臨床使用注意事項

Pemigatinib 的建議劑量為每日一次，一次 13.5 mg，連續服用 14 天，接著停藥 7 天，整個治療週期為 21 天，持續治療直到疾病惡化或出現無法接受的毒性。 可與或不與食物併服，需於每日固定時間用藥，若病人錯過一劑 pemigatinib，超過 4 小時以上，或出現嘔吐，請直接於下一次服藥時間服藥。Pemigatinib 為 CYP3A4 受質，因此在處方藥品時，需留意病患的用藥中，是否存在 CYP3A4 抑制劑或誘導劑，若無法避免併用 CYP3A4 抑制劑，需降低用藥劑量。

1. Pemigatinib 13.5 mg 降為 9 mg
2. Pemigatinib 9 mg 降為 4.5 mg

臨床常見副作用

　　Pemigatinib 常見的副作用，以高磷酸血症 (60-93%) 及眼毒性 (35%) 為主，因此治療過程中需監測血清磷酸濃度；另治療前 6 個月內的每 2 個月，以及治療期間每 3 個月，需進行完整眼科檢查。另外疲勞 (42-44%)，皮膚反應及腸胃道症狀也常見到，如圓禿 (49-59%)、指甲毒性 (43-62%)、皮疹 (35%)、腹痛 (23-35%)、腹瀉 (47-50%)、便秘 (32-35%)、食慾下降 (24-33%)、噁心 (21-40%)、味覺障礙 (40%)、口腔炎 (35-53%)、口乾症 (32-34%)。其他常發生的副作用，包括血清白蛋白降低 (34%)、低血鈉 (39-41%)、高血鈣 (26-43%)、血糖升高 (33-36%)、貧血 (35%)、嗜中性球減少 (45%)、白血球減少 (18-65%)、淋巴球減少 (36-65%)、肝功能指數異常 (21-62%)、腎功能異常 (41-44%) 也較為常見。因此治療過程中，需定期監測肝腎功能及全血球數。

參考文獻

1. Abou-Alfa GK, Sahai V, Hollebecque A, et al. Pemigatinib for previously treated, locally advanced or metastatic cholangiocarcinoma: a multicentre, open-label, phase 2 study. Lancet Oncol. 2020 May;21(5):671-684.
2. 達伯坦錠 13.5 毫克 (PEMAZYRE Tablets 13.5 mg) 藥品仿單（版本日期 2024-03-14）
3. 圖片來源：Created in BioRender. Chou, S. (2025) https://BioRender.com/y09p123

致謝

感謝台北病理中心顧文輝執行長撰寫基因檢測，感謝張偉嶠教授及忻彥君藥師的審閱。

表一、臨床試驗資料摘要

藥品學名	研究對象	對照的治療方式	主要研究結果	參考文獻
Pemigatinib	具有 FGFR2 融合或重排之局部晚期或轉移性膽管癌患者	無	ORR: 36% CR: 2.8% PFS: 6.9 月	1

表二、臨床使用注意事項摘要

藥品學名	使用劑量	給藥注意事項	藥物或食物交互作用
Pemigatinib	13.5 mg QD 連續服用 14 天，接著停藥 7 天，每個治療週期為 21 天	如果病人錯過一劑，超過 4 小時或更久的時間，或出現嘔吐，請直接於下一次用藥時間服藥	1.CYP3A4 抑制劑與誘導劑 2. 葡萄柚

表三、臨床常見副作用

藥品學名	常見副作用
Pemigatinib	高磷酸血症、眼毒性、疲勞、圓禿、指甲毒性、皮疹、腹痛、腹瀉、便秘、食慾下降、噁心、味覺障礙、口腔炎、口乾症、血清白蛋白降低、低血鈉、高血鈣、血糖升高、貧血、嗜中性球減少、白血球減少、淋巴球減少、肝功能指數異常、腎功能異常

第七章：FLT3 基因於白血病治療之應用

作者：吳天元

>> 藥品成分名

Midostaurin, gilteritinib

>> 作用機轉

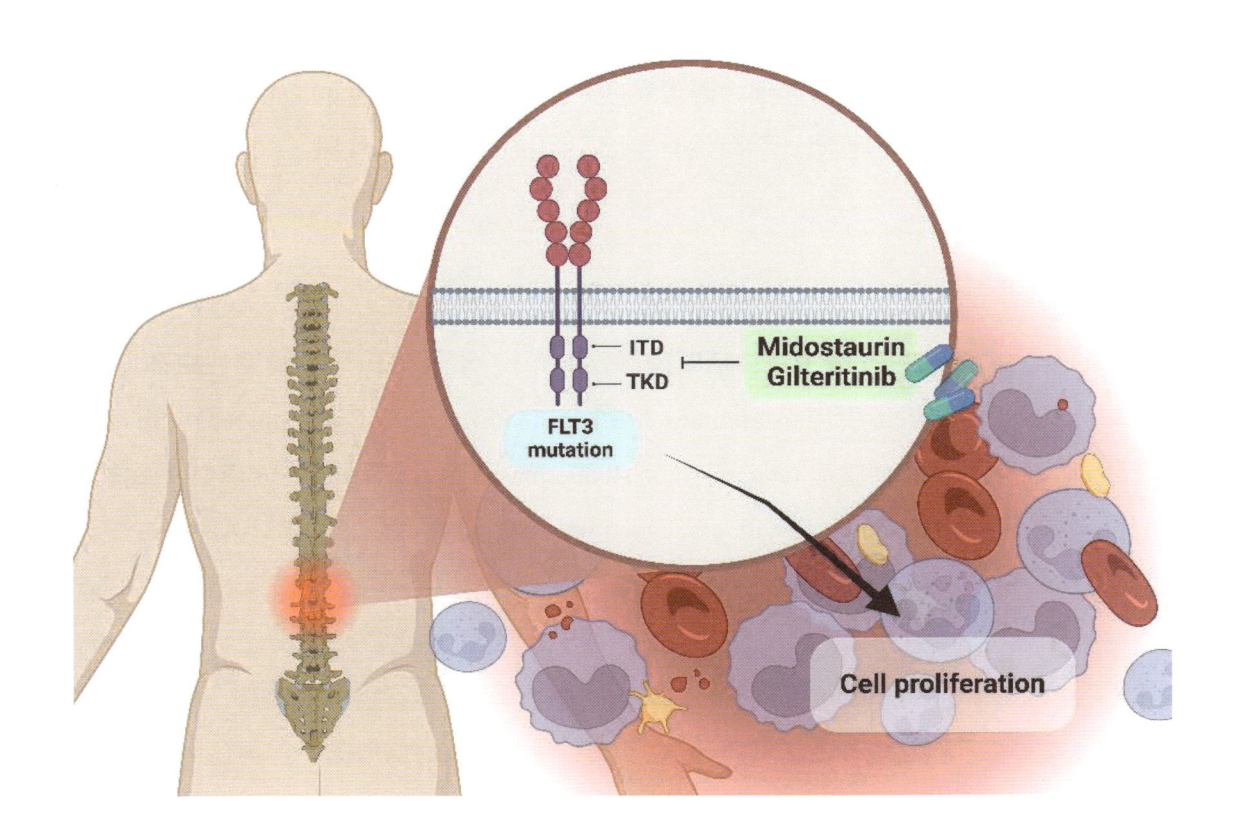

　　Midostaurin 會抑制多個受體酪胺酸激酶，包含 FLT3 和 KIT 激酶。Midostaurin 會抑制 FLT3 受體訊息傳遞，並誘發表現出 ITD 和 TKD 突變型受體、或過度表現野生型受體的白血病細胞，發生細胞週期中止和細胞凋亡。在離體實驗結果中，midostaurin 會同時抑制野生型和 D816V 突變型 KIT，干擾而造成 KIT 異常訊息傳遞，抑制肥大細胞增生和存活，以及抑制組織胺釋放。此外，也會抑制其他多個受體酪胺酸激酶，如 PDGFR 或 VEGFR2，以及絲胺酸／酥胺酸激酶家族 PKC (蛋白質激酶 C)。Midostaurin 會和這些激酶的催化區域結合，抑制細胞內個別生長因子的細胞分裂訊息傳遞，而造成生

長中止。Midostaurin 併用許多化療藥劑 (如 Cytarabine、Doxorubicin、Idarubicin 及 Daunorubicin)，會造成 FLT3-ITD 表現型 AML 細胞株的生長受到加乘抑制。

　　Gilteritinib fumarate 是 FLT3 和 AXL 抑制劑。 Gilteritinib 在外源表現 FLT3(包括 FLT3-ITD、FLT3-D835Y 和 FLT3-ITD-D835Y) 的細胞中抑制 FLT3 受體訊息傳遞和增殖，並且在表現 FLT3-ITD 的白血病細胞中誘導細胞凋亡。

檢測之基因

　　FLT3 的內部串聯重複序列 internal tandem duplication (FLT3-ITD)，以及 FLT3 酪胺酸激酶結構曲 (tyrosine kinase domain) 的 D835 或 I836 的點突變 (FLT3-TKD)。

基因檢測之方式

　　檢測的目標是 FLT3 基因內的內部串聯重複序列 internal tandem duplication，可以用 PCR 放大特定片段之後做膠體電泳或毛細管電泳看有沒有多出不同長度的 DNA 片段。FLT-TKD 突變則可以用定序的方式來檢測。

健保給付適應症

　　Midostaurin 的衛福部核准適應症包括新確診為 FLT3 突變陽性的急性骨髓性白血病 (AML) 成人病人之標準前導 (daunorubicin 併用 cytarabine) 與鞏固性化療 (高劑量 Cytarabine) 時合併使用 Rydapt。治療侵犯性全身性肥大細胞增生症 (aggressive systemic mastocytosis; ASM)、伴隨血液腫瘤之全身性肥大細胞增生症 (systemic mastocytosis with associated hematological neoplasm; SM-AHN) 或肥大細胞白血病 (mast cell leukemia; MCL) 成人病人。在健保給付上有下列規定：（1）限用於新確診為 FLT3 突變陽性的急性骨髓性白血病 (AML) 成人病患之標準前導與鞏固性化療時合併使用。（2）需排除急性前骨髓性細胞白血病（acute promyelocytic leukemia，APL）的患者。（3）首次用於標準前導期，可免事前審查，以 2 個療程為限，若 2 個療程後仍未達完全緩解之病患即不得再使用。（4）續用時需經事前審查核准後使用，申請時須檢附 FLT3 突變陽性檢測結果及日期、化學治療處方紀錄及療效評估，每次續用申請以 2 個療程為限，並需檢附前次治療結果評估資料證實無疾病進展，才可繼續使用。每人以總共給付 6 個療程為上限。（5）若病患接受造血幹細胞移植後則將不再給付本藥品。

　　Gilteritinib 的衛福部核准適應症為治療具有 FLT3 突變的復發性或難治性急性骨髓性白血病 (R/R AML) 成年病人。在健保給付上有下列規定：（1）限單獨使用於具有 FLT3 突變的復發性或難治性急性骨髓性白血病 (R/R AML) 且計畫進行造血幹細胞移植的成年病人，限移植前使用，每位病人限給付 6 療程。病患須至少接受過一次含 anthracycline 藥物的化學治療。（2）須事前審查核准後使用，

初次申請時須檢附：

1. 相關病歷資料

2. 完整之造血幹細胞移植計畫，並詳細記載確認捐贈者名單及移植前調適治療 等資料。需由具訓練血液及骨髓移植醫師能力之醫院申請，並由完成血液及骨 髓移植訓練之醫師確認移植計畫。

3. 染色體檢驗報告，若為 unfavorable karyotype (包含 complex karyotype、- 5、-5q、 -7、-7q、除 t(9;11) 外的 11q23 abnormalities、inv(3)、(3;3)、 t(6;9) 以及 t(9;22) 等) 則不予給付。

（3）每次申請為二個療程；續申請次二個療程時須檢附達到 PR、CRi 或 CR 的證明 方可續用。申請劑量以每日 120mg 為上限。

臨床實證

Midostaurin—AML

在臨床試驗中 717 位病人 (18 至 60 歲)，隨機分配、雙盲、第 III 期試驗內，研究 midostaurin 併用標準化療 (N=360)，相較於安慰劑併用標準化療、以及做為單一藥劑維持療法的療效和安全性。依據臨床試驗測定方法，新確診為 FLT3 突變的 AML 病人，依隨機分配方式 (1：1)，在標準的 daunorubicin (每天 60 mg/m^2，第 1 至 3 天) 併用 cytarabine (每天 200 mg/m^2，第 1 至 7 天) 前導化療之後，以及高劑量 cytarabine (每 12 小時 3 g/m^2，第 1、3、5 天) 鞏固化療之後，相繼地接受每日兩次 midostaurin 50 mg (n = 360) 或安慰劑 (n = 357) 治療，隨後依最初分配方式，接受為期最多 12 個額外週期 (28 天 / 週期)、連續的 midostaurin 或安慰劑治療。雖然試驗納入多種 AML 相關細胞遺傳學異常的病人，但排除急性前骨髓細胞白血病 (M3) 或治療相關 AML (therapy-related AML) 的病人。病人依據 FLT3 突變狀態分層：TKD、對偶基因率 < 0.7 的 ITD，以及對偶基因率 ≥ 0.7 的 ITD。試驗的主要指標為整體存活率 (OS)，測量時間從隨機分配日到任何死因的死亡時間。最後一位隨機分配的病人，接受追蹤至少約 3.5 年後，進行主要分析。試驗證實 OS 有統計顯著性的提升，相較於安慰劑併用標準化療組，midostaurin 併用標準化療組的死亡風險降低 23%。關鍵次要指標為無事件存活率 (EFS，EFS 事件定義為，開始試驗治療後，在 60 天內無法達到完全緩解 (CR)，或復發，或是任何死因的死亡)。Midostaurin 併用標準化療組的 EFS，相較於安慰劑併用標準化療組，有統計顯著性的提升。

Gilteritinib — ADMIRAL 試驗

病人具有 FLT3 突變的復發或難治性 AML 成年病人的第三期開放性、多中心、隨機分配臨床試驗。在該試驗中，371 位病人以 2:1 的比例隨機接受 gilteritinib 或以下任一種救援性化學治療 (gilteritinib 組 247 位，救援性化學治療組 124 位)：

1.Cytarabine 20 mg 每天二次皮下注射 (SC) 或靜脈注射 (IV) 10 天 (第 1 天至第 10 天) (LoDAC)

2.Azacitidine 75 mg/m² 每天一次皮下注射或靜脈注射 7 天 (第 1 天至第 7 天)

3.Mitoxantrone 8 mg/m²、Etoposide 100 mg/m² 和 cytarabine 1000 mg/m² 每天一次靜脈注射 5 天 (第 1 天到第 5 天) (MEC)

4. 顆粒性白血球群落刺激因子 (granulocyte colony-stimulating factor) 300 mcg/m² 每天一次皮下注射 5 天 (第 1 天到第 5 天)，fludarabine 30 mg/m² 每天一次靜脈注射 5 天 (第 2 天到第 6 天)，cytarabine 2000 mg/m² 每天一次靜脈注射 5 天 (第 2 天到第 6 天)，idarubicin 10 mg/m² 每天一次靜脈注射 3 天 (第 2 天到第 4 天) (FLAG-Ida)

雖然該試驗納入有各種 AML 相關細胞遺傳學異常的病人，但排除了患有急性前骨髓細胞白血病 (APL) 或治療相關 (therapy-related) AML 的病人。

在該試驗中，有 16 位病人被隨機分組但未接受治療 (gilteritinib 組 1 位，化療組 15 位)。Gilteritinib 以每天 120 mg 的起始劑量口服給藥，直到出現無法接受的毒性或缺乏臨床益處為止。容許減低劑量來處理不良反應，對於在 120 mg 的起始劑量下沒有反應的病人，容許增加劑量。在預選接受救援性化療的病人中，60.5% 被隨機分配至高強度化療，39.5% 被隨機分配至低強度化療。根據對第一個週期的反應，給予 MEC 和 FLAG-Ida 最多兩個週期。以連續 4 週的週期給予 LoDAC 和 azacitidine，直到出現無法接受的毒性或缺乏臨床益處為止。

兩個治療組之間的人口統計和基期特徵很均衡。隨機分組時的中位年齡在 gilteritinib 組為 62 歲 (20 歲至 84 歲)，在救援性化學治療組為 62 歲 (19 歲至 85 歲)。在該研究中，42% 的病人年齡在 65 歲或以上，12% 的病人在 75 歲或以上。54% 的病人是女性。在該研究中，病人大多是白人 (59.3%)；27.5% 亞洲人，5.7% 黑人，4% 其他種族，3.5% 不明。大多數病人 (83.8%) 的 ECOG 體能狀態評分為 0 或 1 分。病人有以下經確認的突變：僅 FLT3-ITD (88.4%)，僅 FLT3-TKD (8.4%) 或兼有 FLT3-ITD 和 FLT3-TKD (1.9%)。12% 的病人以前接受過另一種 FLT3 抑制劑治療。大多數病人的 AML 屬細胞遺傳學中等風險 (intermediate risk cytogenetics，73%)，10% 病人屬 unfavourable 細胞遺傳學風險，1.3% 病人屬 favourable 細胞遺傳學風險，15.6% 病人細胞遺傳學風險未歸類 (unclassified)。

在使用 gilteritinib 治療之前，39.4% 的病人患有原發性難治性 AML，其中大多數病人在經過 1 個週期的化療誘導治療後被歸類為難治性，19.7% 的病人在異體造血幹細胞移植 (HSCT) 後復發 AML，41% 患有復發 AML 且未做異體 HSCT。

最終分析的主要療效評估指標是意圖治療 (ITT) 人群中的 OS，從隨機分組日到任何原因死亡進行測量 (分析事件數為 261)。隨機分配到 gilteritinib 組的病人與化學治療組相比存活期顯著更長 (HR 0.637；95% CI 0.490 - 0.830；單邊 p 值：0.0004)。接受 gilteritinib 治療的病人中位 OS 為 9.3 個月，接受化學治療的病人為 5.6 個月。完全緩解 (CR)/ 完全緩解合併部分血液學恢復 (CRh) 的比率進一步支持了療效

臨床使用注意事項

Midostaurin (Adult)

1. 給藥注意事項：AML 建議起始劑量為 50 mg 每日口服 2 次，間隔 12 小時；ASM、SM-AHN 及 MCL 建議起始劑量為 100 mg 每日口服 2 次，間隔 12 小時，本藥品應與食物併服。必須整顆吞服。Midostaurin 有中高度致吐性，建議同時開立止吐藥品。

2. 交互作用：此藥品主要由 CYP3A4 代謝，已知會影響 CYP3A4 活性的藥物或物質，都可能會影響 midostaurin 的血漿濃度，因此可能影響 midostaurin 的安全性和 / 或療效。Midostaurin 對 BCRP 受質有輕度的抑制作用。因此治療範圍狹窄的 BCRP 運輸體受質藥物與 midostaurin 同時併用時需謹慎小心，可能需要調整藥物劑量以維持最佳暴露量。Midostaurin 和 P-gp 受質不存在臨床相關的藥物交互作用。

Gilteritinib

1. 給藥注意事項：建議起始劑量是 120 mg（40 mg 三錠）每天一次。可與或不與食物併服。藥錠應以水整粒吞服，不可破開或壓碎。開始 gilteritinib 治療之前、治療第 15 天以及治療期間每個月需評估一次血液化學，包括肌酸磷酸激酶 (creatine phosphokinase)。治療以連續治療 28 天為一週期。開始 gilteritinib 治療之前、治療第一週期的第 8 天和第 15 天，以及隨後連續三個月在每月的治療開始之前應進行心電圖 (ECG) 檢查，後續每三個月進行一次心電圖檢查。應該持續治療直到病人在臨床上不再因 gilteritinib 獲益或出現無法耐受的毒性為止。治療反應可能會延遲出現；因此，應考慮以處方劑量持續治療達 6 個月，以便有時間產生臨床反應。若治療 4 週後沒有出現反應，病人未達到複合完全緩解 (CRc)，則當病人可以耐受且臨床上有必要時，可考慮將劑量增加到 200 mg（40 mg 五錠）每天一次。

2. 交互作用：Gilteritinib 主要由 CYP3A 酶代謝，其可被許多併用藥品誘導或抑制。應避免與強效 CYP3A/P-gp 誘導劑（例如 phenytoin、rifampin 和聖約翰草）併用，因為它們可能降低 gilteritinib 的血漿濃度。CYP3A、P-gp 和 / 或 BCRP 的強效抑制劑（例如 voriconazole、itraconazole、posaconazole、clarithromycin、erythromycin、captopril、carvedilol、ritonavir 和 azithromycin) 可能增加 gilteritinib 的血漿濃度。Gilteritinib 在體內不是 CYP3A4 的抑制劑或誘導劑，也不是 MATE1 的抑制劑。Gilteritinib 在體外是一種 P-gp、BCRP 和 OCT1 的抑制劑。因此 gilteritinib 在治療劑量下可能會抑制這些轉運蛋白。在以 gilteritinib 與 P-gp（例如 digoxin、dabigatran etexilate）、BCRP（例如 mitoxantrone、rosuvastatin）和 OCT1（例如 metformin）的受質同時給藥時，建議應謹慎。Gilteritinib 可能會降低以 5HT2B 受體或 sigma 非特異性受體為標靶的藥品的作用（例如 escitalopram、fluoxetine、sertraline）。

臨床常見副作用

Midostaurin

1. AML 病人

Midostaurin 併用標準化療組最常見 (≥ 30%) 的藥物不良反應 (ADR) 為嗜中性白血球減少症合併發燒 (83.4%)、噁心 (83.4%)、剝落型皮膚炎 (61.6%)、嘔吐 (60.7%)、頭痛 (45.9%)、瘀斑 (35.8%) 和發熱 (34.5%)。最常見第 3/4 級 ADR 為嗜中性白血球減少症合併發燒 (83.5%)、淋巴球減少症 (20.0%)、植入裝置相關感染 (15.7%)、剝落型皮膚炎 (13.6%)、高血鈣 (7.0%) 和噁心 (5.8%)。最常見之實驗室數據異常為血紅素降低 (97.3%)、ANC 降低 (86.7%)、ALT 上升 (84.2%)、AST 上升 (73.9%) 和低血鉀 (61.7%)。最常見之 3/4 級實驗室數據異常為 ANC 降低 (85.8%)、血紅素降低 (78.5%)、ALT 上升 (19.4%) 和低血鉀 (13.9%)。

2. ASM、SM-AHN 及 MCL 病人

最常見的 ADR (周邊水腫 (35%)、倦怠 (31%)。最常見的第 3/4 級 ADR (≥6%) 為倦怠 (8.5%)、敗血症 (7.7%)、肺炎 (7%)、嗜中性白血球減少合併發燒 (7%)、腹瀉 (6.3%)。最常見的非血液學實驗室檢驗異常 (發生率 ≥30%) 為血糖升高 (93.7%)、總膽紅素升高 (40.1%)、脂酶升高 (39.4%)、AST 升高 (33.8%) 和 ALT 升高 (33.1%)；最常見的血液學實驗室檢驗異常 (≥25%) 為絕對淋巴球減少 (73.2%) 和嗜中性白血球減少 (58.5%)。最常見的第 3/4 級實驗室檢驗異常 (≥10%) 為絕對淋巴球減少 (45.8%)、絕對嗜中性白血球減少 (26.8%)、血糖升高 (19%)、脂酶升高 (17.6%)。

Gilteritinib

最常見的藥品不良反應為丙氨酸轉氨酶 (ALT) 增加 (82.1%)、天門冬氨酸轉氨酶 (AST) 增加 (80.6%)、血中鹼性磷酸酶增加 (68.7%)、血中肌酸磷酸激酶增加 (53.9%)、腹瀉 (35.1%)、疲勞 (30.4%)、噁心 (29.8%)、便秘 (28.2%)、咳嗽 (28.2%)、周邊水腫 (24.1%)、呼吸困難 (24.1%)、頭暈 (20.4%)、低血壓 (17.2%)、四肢疼痛 (14.7%)、虛弱 (13.8%)、關節痛 (12.5%) 和肌痛 (12.5%)。

最常見的嚴重不良反應是急性腎損傷 (6.6%)、腹瀉 (4.7%)、ALT 增加 (4.1%)、呼吸困難 (3.4%)、AST 增加 (3.1%) 和低血壓 (2.8%)。其他具有臨床意義的嚴重不良反應包括分化症候群 (2.2%)、心電圖 QT 延長 (0.9%) 和可逆性後腦病變症候群 (0.6%)。

參考文獻

1. Stone RM, Mandrekar SJ, Sanford BL. et al.Midostaurin plus Chemotherapy for Acute Myeloid Leukemia with a FLT3 Mutation. N Engl J Med. 2017 Aug 3;377(5):454-464.
2. Sierra J, Montesinos P, Thomas X, et al. Midostaurin plus daunorubicin or idarubicin for young and older adults with FLT3-mutated AML: a phase 3b trial. Blood Adv. 2023 Nov 14;7(21):6441-6450.
3. Perl AE, Martinelli G, Cortes JE, et al. Gilteritinib or Chemotherapy for Relapsed or Refractory FLT3-Mutated AML. N Engl J Med. 2019 Oct 31;381(18):1728-1740.
4. 圖片來源：Created in BioRender. Chou, S. (2025) https://BioRender.com/y09p123

致謝

感謝台北病理中心顧文輝執行長撰寫基因檢測，感謝張偉嶠教授及林泊宏藥師的審閱。

表一、臨床試驗資料摘要

藥品學名	研究對象	對照的治療方式	主要研究結果	參考文獻
Midostaurin	在一項 717 位病人 (18 至 60 歲)，隨機分配、雙盲、第 III 期試驗內，研究 midostaurin 併用標準化療 (N=360)，相較於安慰劑併用標準化療、以及做為單一藥劑維持療法的療效和安全性。依據臨床試驗測定方法，新確診為 FLT3 突變的 AML 病人，依隨機分配方式 (1：1)，在標準的 daunorubicin (每天 60 mg/m^2，第 1 至 3 天) 併用 cytarabine (每天 200 mg/m^2，第 1 至 7 天) 前導化療之後，以及高劑量 cytarabine (每 12 小時 3 g/m2，第 1、3、5 天) 鞏固化療之後，相繼地接受每日兩次 midostaurin 50 mg (n = 360) 或安慰劑 (n = 357) 治療，隨後依最初分配方式，接受為期最多 12 個額外週期 (28 天 / 週期)、連續的 midostaurin 或安慰劑治療。	安慰劑併用標準化療 (N=375)	試驗證實 OS 有統計顯著性的提升，相較於安慰劑併用標準化療組，midostaurin 併用標準化療組的死亡風險降低 23%。關鍵次要指標為無事件存活率 (EFS，EFS 事件定義為，開始試驗治療後，在 60 天內無法達到完全緩解 (CR)，或復發，或是任何死因的死亡)。midostaurin 併用標準化療組的 EFS，相較於安慰劑併用標準化療組，有統計顯著性的提升。	1, 2
Gilteritinib	病人具有 FLT3 突變的復發或難治性 AML 成年病人	救援性化學治療	OS: 9.3 個月 vs. 5.6 個月	3

表二、臨床使用注意事項摘要

藥品學名	使用劑量	給藥注意事項	藥物或食物交互作用
Midostaurin	AML 建議起始劑量為 50 mg 每日口服二次，間隔 12 小時；ASM、SM-AHN 及 MCL 建議起始劑量為 100 mg 每日口服二次，間隔 12 小時。	本藥品應與食物併服。必須整顆吞服。Midostaurin 有中高度致吐性，建議同時開立止吐藥品。	1.CYP3A4 抑制劑與誘導劑 2. 葡萄柚
Gilteritinib	建議起始劑量是 120 mg (40 mg 三錠) 每天一次。	可與或不與食物併服。藥錠應以水整粒吞服，不可破開或壓碎。	1.CYP3A4 抑制劑與誘導劑 2. 葡萄柚 3.Gilteritinib 在體外是一種 P-gp、BCRP 和 OCT1 的抑制劑。因此 gilteritinib 在治療劑量下可能會抑制這些轉運蛋白。在以 gilteritinib 與 P-gp（例如 digoxin、dabigatran etexilate）、BCRP（例如 mitoxantrone、rosuvastatin）和 OCT1（例如 metformin）的受質同時給藥時，建議應謹慎。 4.Gilteritinib 可能會降低以 5HT2B 受體或 sigma 非特異性受體為標靶的藥品的作用 (例如 escitalopram、fluoxetine、sertraline)。

表三、臨床常見副作用

藥品學名	常見副作用
Milostaurin	嗜中性白血球減少症合併發燒、噁心、剝落性皮膚炎、嘔吐、頭痛、瘀斑、發熱、血紅素降低、嗜中性白血球降低、肝功能指數上升、低血鉀。
Gilteritinib	肝功能指數增加、血中鹼性磷酸酶增加、血中肌酸磷酸激酶增加、腹瀉、疲勞。

第八章：MET 基因於肺癌治療之應用

作者：陳承維

>> 藥品成分名

Tepotinib

>> 作用機轉

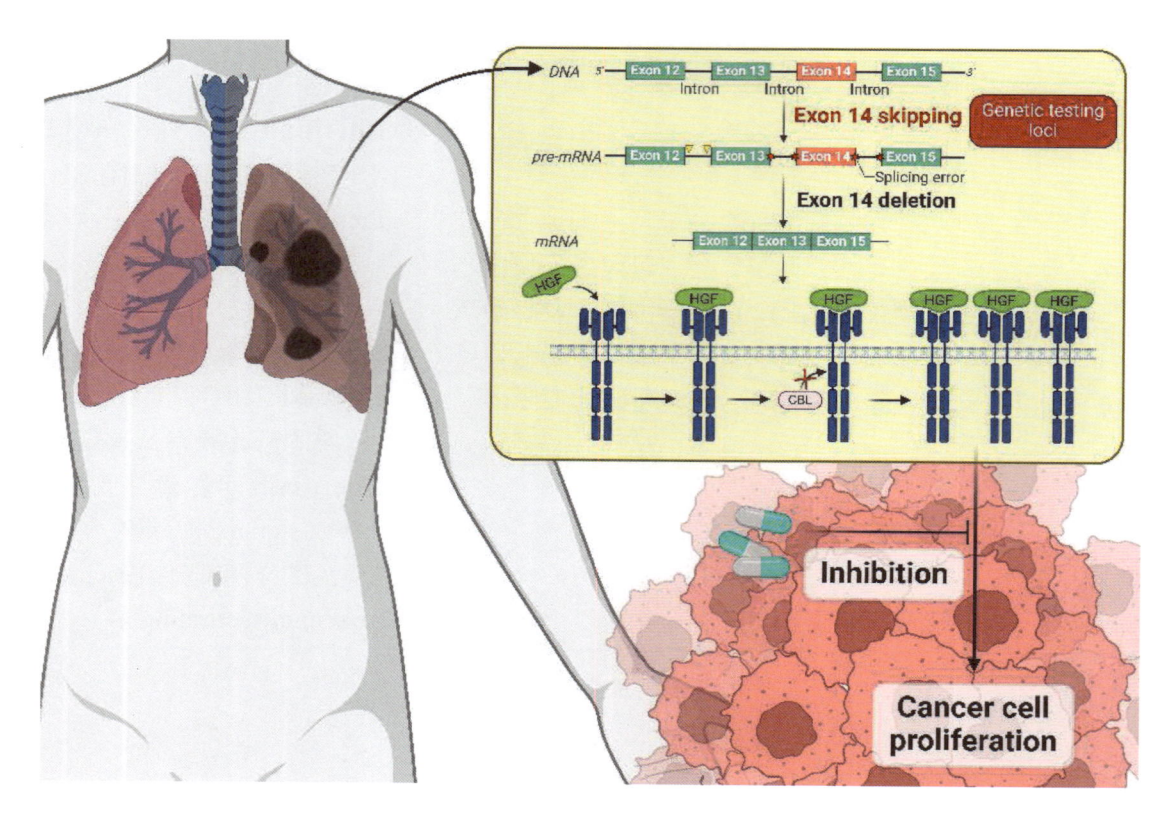

由 MET 基因產生的 MET 蛋白為細胞膜上的受器之一，當接受到其受質 HGF (Hepatocyte growth factor；肝細胞生長因子)刺激後，會使細胞開始複製增生。當 MET 第 14 外顯因子發生跳讀式突變 (MET exon 14 skipping) 後，細胞膜上的 MET 受器因無法被代謝分解，導致細胞的複製增生功能不斷被執行，致使細胞惡性增生並癌化。

檢測之基因

MET exon 14 skipping。

基因檢測之方式

抽取 RNA 之後，用 real-time reverse-transcription PCR，或是次世代定序 NGS 皆可以。也有抽 DNA 做 NGS 的方法。

健保給付適應症

適用於治療轉移性非小細胞肺癌 (NSCLC) 的成人病人，其腫瘤帶有導致間質上皮轉化因子外顯子 14 跳讀式突變 (MET exon 14 skipping mutation)。

臨床實證

在 tepotinib 的二期臨床試驗 VISION (NCT02864992) 中招募了 152 位帶有 METex14 突變的晚期或轉移性非小細胞肺癌患者，年齡中位數約為 73 歲，試驗中給予患者服用 450 mg 的 tepotinib，持續使用 21 天，直到產生過高毒性

反應或疾病惡化，而主要終點為觀察受試者的客觀反應率 (Objective response rate, ORR)，次要終點為反應持續時間 (Duration of Response, DoR)。最終試驗結果顯示，其中 69 位使用 tepotinib 為一線治療藥物的患者 ORR = 43% (95% CI = 32-56%)，DoR 中位數為 10.8 個月，其中有 30% 的患者超過 9 個月。另外 83 位以 tepotinib 為二線以上治療藥物的患者 ORR 同樣為 43% (95% CI = 33-55%)，但 DoR 中位數為 11.1 個月，且有 50% 的患者超過 9 個月。

臨床使用注意事項

對於不良反應的處置，建議 TEPMETKO® 劑量調降至每日一次口服 225 mg。無法耐受 TEPMETKO® 每日一次口服 225 mg 的病人，須永久停用。

若疑似間質性肺病 (ILD)/ 非感染性肺炎 (pneumonitis)，應暫時停用，若確認為 ILD，應永久停用。

另外，使用時應監測肝酵素（包括 ALT、AST 及膽紅素），包括開始 TEPMETKO® 治療之前、治療前三個月每兩週一次、之後每個月一次及視臨床需要進行；發生轉胺酶或膽紅素上升的病人需要更頻繁的監測。根據不良反應的嚴重性，暫時停用、調降劑量或永久停用 TEPMETKO®。

藥物的使用亦針對 ALT、AST、總膽紅素變化的調整：

1.ALT 及 / 或 AST 升高，或總膽紅素升高（但未伴隨另一項指數升高），嚴重度是第 3 級時，應暫時停用 直到 ALT/AST 恢復至基礎值。如果在 7 天內恢復至基礎值，可以相同劑量繼續治療；否則應降低劑量治療。

2.ALT 及 / 或 AST 升高，或總膽紅素升高（但未伴隨另一項指數升高），嚴重度是第 4 級時，則應永久停用。

3.ALT 及 / 或 AST 升高伴隨總膽紅素升高，但未出現膽汁鬱積或溶血，嚴重度為 ALT 及 / 或 AST 超過正常值上限 3 倍且總膽紅素超過正常值上限 2 倍時，應永久停用。

4. 當發生其他不良反應達嚴重度第 3 級時，應暫停使用直到緩解，之後降低劑量繼續治療。達嚴重度第 4 級時則應永久停用。

另外，根據動物試驗的結果及藥物作用機轉，Tepotinib 用於懷孕女性可能對胎兒造成傷害。使用前應告知懷孕女性關於胎兒的可能風險，或告知有生育能力的女性，或女性伴侶有生育能力的男性，在 tepotinib 治療期間直到最後一劑後 1 週內，需使用有效的避孕方法。且應告知女性，在 TEPMETKO® 治療期間及最後一劑後 1 週內不可哺乳。

臨床常見副作用

Tepotinib 常見的副作用，以全身性問題症狀為主，例如水腫 (31-49%)、淋巴球減少 (48%-51%)、白血球減少 (49%-52%)、倦怠 (27%)、肌肉骨骼疼痛 (24%)，以及胃腸道副作用如噁心 (55%)、嘔吐 (46%)。其他常發生的副作用則有肝功能指數異常 (61%-79%)、腎功能異常 (38%)，因此治療過程中，需定期監測肝腎功能及全血球數。

發生率大於 2% 的嚴重不良事件，包括肋膜積水 (7%)、非感染性肺炎 (5%)、水腫 (3.9%)、呼吸困難 (3.9%)、肺栓塞 (2%)。

另外，常見第 3 級、第 4 級實驗室檢驗值異常 (≥ 2%)，包括淋巴球減少、白蛋白降低、鈉降低、澱粉酶升高、ALT、AST 升高、血紅素降低。

參考文獻

1. 德邁特膜衣錠 225 毫克 (TEPMETKO® Film-coated Tablets 225 mg) 藥品仿單 (版本日期 2023-12-06)
2. 最新版藥品給付規定內容 (第九節 抗癌瘤藥物) (113.06.01 更新)
3. Kato, T., Yang, J.CH., Ahn, MJ. et al. Efficacy and safety of tepotinib in Asian patients with advanced NSCLC with MET exon 14 skipping enrolled in VISION. Br J Cancer 130, 1679–1686 (2024). https://doi.org/10.1038/s41416-024-02615-9
4. 圖片來源：Created in BioRender. Chou, S. (2025) https://BioRender.com/y09p123

致 謝

感謝台北病理中心顧文輝執行長撰寫基因檢測，感謝張偉嶠教授及蔡宜珊藥師的審閱。

表一、臨床試驗資料摘要

藥品學名	研究對象	對照的治療方式	主要研究結果	參考文獻
Tepotinib	帶有 METex14 突變的晚期或轉移性非小細胞肺癌患者	無	69 位患者以 Tepotinib 為一線藥物 ORR = 43% (95% CI = 32-56%)，DoR 中位數為 10.8 個月，其中有 30% 的患者超過 9 個月。另外 83 位以 tepotinib 為二線藥物 SORR 同樣為 43% (95% CI = 33-55%)，但 DoR 中位數為 11.1 個月，且有 50% 的患者超過 9 個月。	3

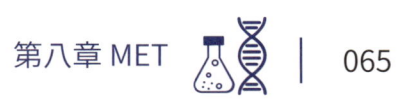

表二、臨床使用注意事項摘要

藥品學名	使用劑量	給藥注意事項	藥物或食物交互作用
Tepotinib	450 mg QD 隨餐口服	1. 間質性肺病 (ILD)/ 非感染性肺炎 (Pneumonitis) 2. 肝毒性 3. 胚胎－胎兒毒性	Tepotinib 為 P 醣蛋白抑制劑，併用 tepotinib 會增加 P 醣蛋白受質的濃度如 venetoclax 和 dabigatran

表三、臨床常見副作用

藥品學名	常見副作用
Tepotinib	(≥ 20%)：水腫、倦怠、噁心、腹瀉、肌肉骨骼疼痛、呼吸困難。 (< 10%)：ILD，非感染性肺炎、皮疹、發燒、暈眩、搔癢與頭痛。 常見 3 至 4 級實驗室檢驗值異常 (≥ 2%)：淋巴球減少、白蛋白降低、鈉降低、澱粉酶升高、ALT 升高、AST 升高、血紅素降低。

第九章：NTRK 基因於癌症治療之應用

作者：趙明德

>> 藥品成分名

Larotrectinib

>> 作用機轉

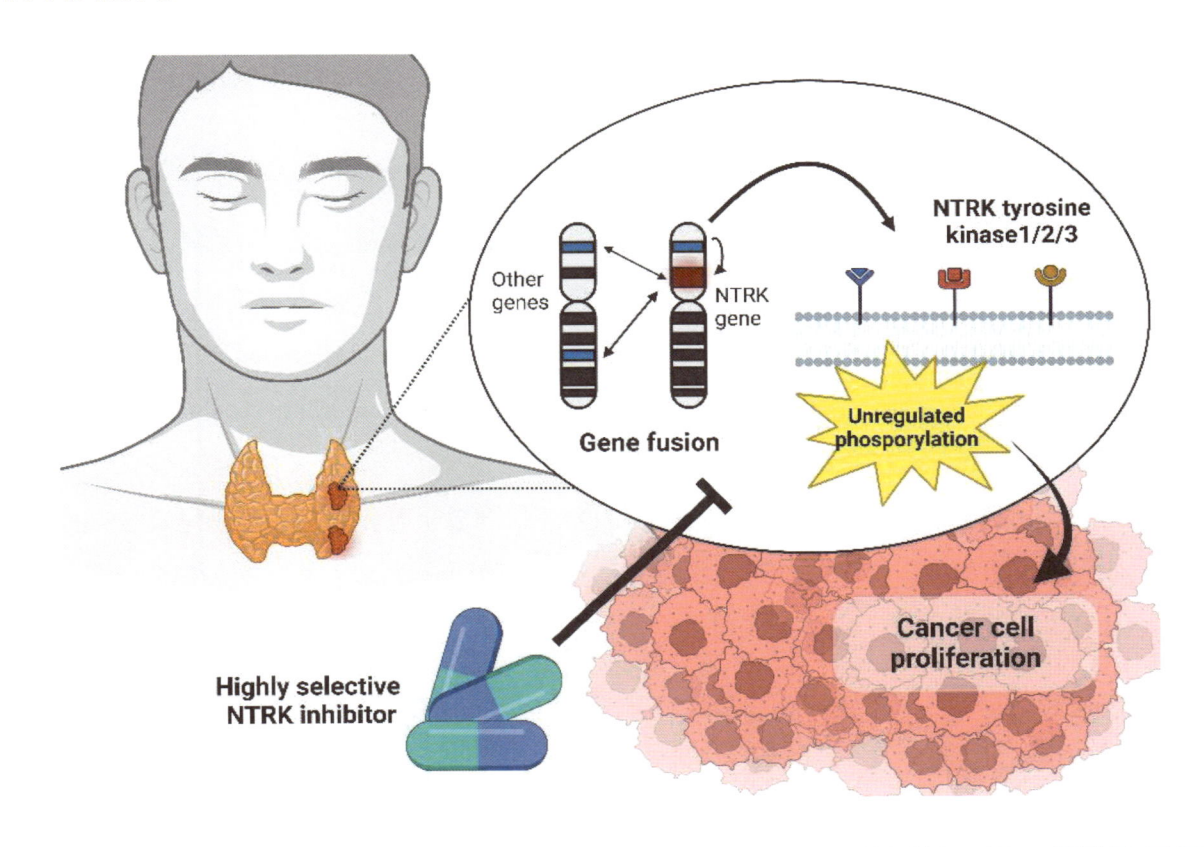

Larotrectinib 可抑制三種肌旋蛋白激酶 TRKA、TRKB 與 TRKC 的活性，這三種激酶是透過 NTRK1、NTRK2 與 NTRK3 的基因轉譯而來，若這三個基因與其他基因融合時而進行染色體重組時，會產生持續活化或過度表現嵌合型的 TRK 融合蛋白 TRKA、TRKB 與 TRKC，進而成為驅動致癌基因蛋白，同時促成腫瘤細胞的細胞分化與存活。不論是 TRK 激酶的持續活化或有 TRK 蛋白過度表現的細胞，larotrectinib 皆能對 TRK 激酶產生選擇性的抑制作用，並達產生抗癌的療效。但臨床上發現 TRKC 激酶的結構基因發生點突變 (例如 G623R, G696A 與 F617L) 時，可能會對 larotrectinib 產生後天抗藥性。(在體外試驗，若細胞株的 TRKA 結構基因發生 G595R 突變時，也會對 larotrectinib 產生

後天抗藥性）

檢測之基因

NTRK1/2/3 fusion (rearrangement)

基因檢測之方式

組織免疫染色 immunohistochemistry (IHC) 的專一性不足，僅能作為篩檢工具，陽性結果須用其他專一性高的方法確認。確認的方法，可以用螢光原位雜交 fluorescent in situ hybridization (FISH)，但是要三個基因都查的話，要三個各自的探針 probe，成本太高，所以也不常用了。目前檢驗方法，多以 RNA 為基礎的，反轉錄 PCR/ 定量反轉錄 PCR (RT-PCR/RT-qPCR)，或次世代定序 (next generation sequencing)。

健保給付適應症

衛福部核可的 larotrectinib 適應症為有 NTRK 基因融合實體腫瘤之成人與兒病人，並應符合以下三項條件：

1. 具 NTRK 基因融合且無已知的後天阻抗性突變 (acquired resistance mutation)
2. 為轉移性實體腫瘤，或手術切除極可能造成嚴重病症 (severe morbidity)
3. 沒有合適的替代治療選項 (包含免疫檢查點抑制劑)，或於治療後發生疾病惡化

同時具備上述要件的病人，需先經健保事前審查核准後才可使用；除了嬰兒纖維肉瘤可做為第一線 (含) 以上之治療外，其餘兒童病人 (<18 歲) 皆需曾接受一線治療後無效或復發，成年病人 (>18 歲) 則依癌別，且需符合以下條件：

癌別	病理特性	先前的藥物治療歷程
成人非小細胞肺癌	非鱗狀癌：EGFR/ALK/ROS-1 腫瘤基因原生型	肺腺癌需已使用過 platinum 類及 docetaxel / paclitaxel 類二線 (含) 以上化學治療後疾病惡化
	鱗狀癌：EGFR/ALK 腫瘤基因原生型。	已使用過 platinum 類化學治療後疾病惡化
	EGFR 突變非小細胞肺癌	曾接受過至少一線 anti-EGFR TKI 治療，且因 NTRK 基因融合對 anti-EGFR TKI 產生抗性

癌別	病理特性	先前的藥物治療歷程
直腸結腸癌	—	先前已使用過 FOLFIRI 或 FOLFOX 治療失敗後疾病惡化
黑色素瘤 **	第三期或第四期，且 BRAF 腫瘤基因為原生型	先前曾接受過至少一次全身性治療失敗，又有疾病惡化
胰臟癌 **	—	曾接受過至少一次全身性治療失敗後疾病惡化
甲狀腺癌	局部晚期或轉移性的進行性 (progressive) 甲狀腺癌	放射性碘治療無效
惡性神經膠質瘤或退行性星狀細胞瘤	高度惡性神經膠質瘤 (WHO 第 4 級) 或退行性星狀細胞瘤 (WHO 第 3-4 級)	標準放射線治療以及化學藥物治療失敗
膽道癌 (含肝內膽管癌) **	—	至少一次全身性治療失敗後疾病惡化
軟組織肉瘤 (STS) **	—	先前曾接受化療失敗
胃腸道基質瘤 **	—	曾接受過至少一次全身性治療失敗後疾病惡化
唾液腺腫瘤 **	—	—
骨癌 **	—	—
闌尾癌 **	—	曾接受過至少一次全身性治療失敗後疾病惡化
分泌型乳腺癌	—	曾接受過前導性、術後輔助性或轉移性化學治療
** 需無法手術切除		

臨床實證

在三項開放性的單組臨床試驗 LOXO-TRK-14001、SCOUT 與 NAVIGATE 的研究中，收錄了 55 位具有 NTRK 基因融合特徵的轉移性或無法切除的固態腫瘤病人，成年病人每天服用二次 larotrectinib，每次 100 mg，未滿 18 歲的兒童病人則每天服用二次 larotrectinib 100 mg/m^2。試驗結果顯示有 22% 病人出現完全療效反應 (complete response)，有 49% 病人出現局部療效反應 (partial response)，整體反應率達 75%，且在試驗截止時，有 73% 病人的療效反應可持續 6 個月以上，有 63% 病人的療效反應可持續 9 個月以上，有 39% 病人的療效反應可持續 12 個月以上，且研究成果發表時還無法評估療效反應時間的中位數。

臨床使用注意事項

Larotrectinib 的成人與 BSA > 1 m^2 的兒童的常用劑量為每日兩次，每次 100 mg，未滿 18 歲且 BSA < 1 m^2 的兒童則建議為每日兩次，每次 100 mg/m^2，可與食物併服或空腹服用。由於 larotrectinib 屬於低致吐性的藥品，建議在首次治療時，可先給予病人預防性止吐藥品備用，後續可視病人用藥後的反應，再決定是否要繼續給予預防性止吐藥。Larotrectinib 是 BCRP/ABCG2 與 CYP3A4 的受質，因此在處方藥品時，須留意病患的用藥中，是否存在 CYP3A4 抑制劑或誘導劑。強效的 CYP3A4 抑制劑（例如 atazanavir、ritonavir、itraconazole、ketoconazole、posaconazole、voriconazole、clarithromycin、erythromycin)，可能會增加 larotrectinib 的血中濃度，進而增加不良反應的風險，應盡量避免使用。強效的 CYP3A4 誘導劑（例如 carbamazepine、phenobarbital、phenytoin、rifampicin)，會減少 larotrectinib 的效果，建議避免使用。

臨床常見副作用

Larotrectinib 常見的副作用包括骨髓抑制的貧血 (42%)、嗜中性血球減少 (36%)，以及肝臟功能指數的 ALT 升高 (45%)、血清鹼性磷酸酶 (alkaline phosphatase, AST) 上升 (34%)、AST 上升 (52%) 等，因此建議在治療期間必須定期追蹤全血球數與肝功能狀況；其他常見的副作用還有低白蛋白血症 (36%)、肌肉骨骼疼痛 (42%，包括關節痛、背痛、四肢痛、肌痛等)、疲勞無力 (36%) 與咳嗽 (32%) 等。此外，有 40% 病人的中樞神經系統出現包括認知障礙、情緒障礙、頭暈和睡眠障礙等，這些症狀出現時間的中位數為 5.6 個月。

參考文獻

1. Drilon A, Laetsch TW, Kummar S, et al. Efficacy of Larotrectinib in TRK Fusion-Positive Cancers in Adults and Children. N Engl J Med. 2018 Feb 22;378(8):731-739.
2. Hong DS, Bauer TM, Lee JJ, et al. Larotrectinib in adult patients with solid tumours: a multi-centre, open-label, phase I dose-escalation study. Ann Oncol. 2019 Feb 1;30(2):325-331.
3. 圖片來源：Created in BioRender. Chou, S. (2025) https://BioRender.com/y09p123

致謝

感謝台北病理中心顧文輝執行長撰寫基因檢測，感謝張偉嶠教授及林泊宏藥師的審閱。

表一、臨床試驗資料摘要

藥品學名	研究對象	對照的治療方式	主要研究結果	參考文獻
Larotrectinib	帶有 TRK 基因融合陽性的青少年與成年癌症病人	無	ORR 75% 治療滿一年時，仍有 71% 病人持續有療效反應，且有 55% 無疾病惡化	1
	不論是否有 TRK 基因融合現象的轉移性固體腫瘤病人		帶有 TRK 基因融合陽性病人的 ORR 100% 帶有 TRK 基因融合陽性病人的 ORR 12%	2

表二、臨床使用注意事項摘要

藥品學名	使用劑量	給藥注意事項	藥物或食物交互作用
Larotrectinib	**成人與 BSA > 1 m2 的兒童：** 100 mg BID **未滿 18 歲且 BSA < 1 m^2 的兒童：** 100 mg/m^2 BID	低致吐性	1. CYP3A4 抑制劑與誘導劑 2. 葡萄柚

表三、臨床常見副作用

藥品學名	常見副作用
Larotrectinib	低白蛋白血症、貧血、嗜中性白血球減少、血清丙胺酸轉氨酶升高、血清鹼性磷酸酶升高、血清胺天門冬酸轉氨酶升高、疲倦（包括疲倦）、肌肉骨骼疼痛（包括關節痛、背痛、四肢痛、肌肉痛）、咳嗽

第十章：PDGFRA 基因於腸胃道間質瘤治療之應用

作者：吳天元

>> 藥品成分名

Avapritinib

>> 作用機轉

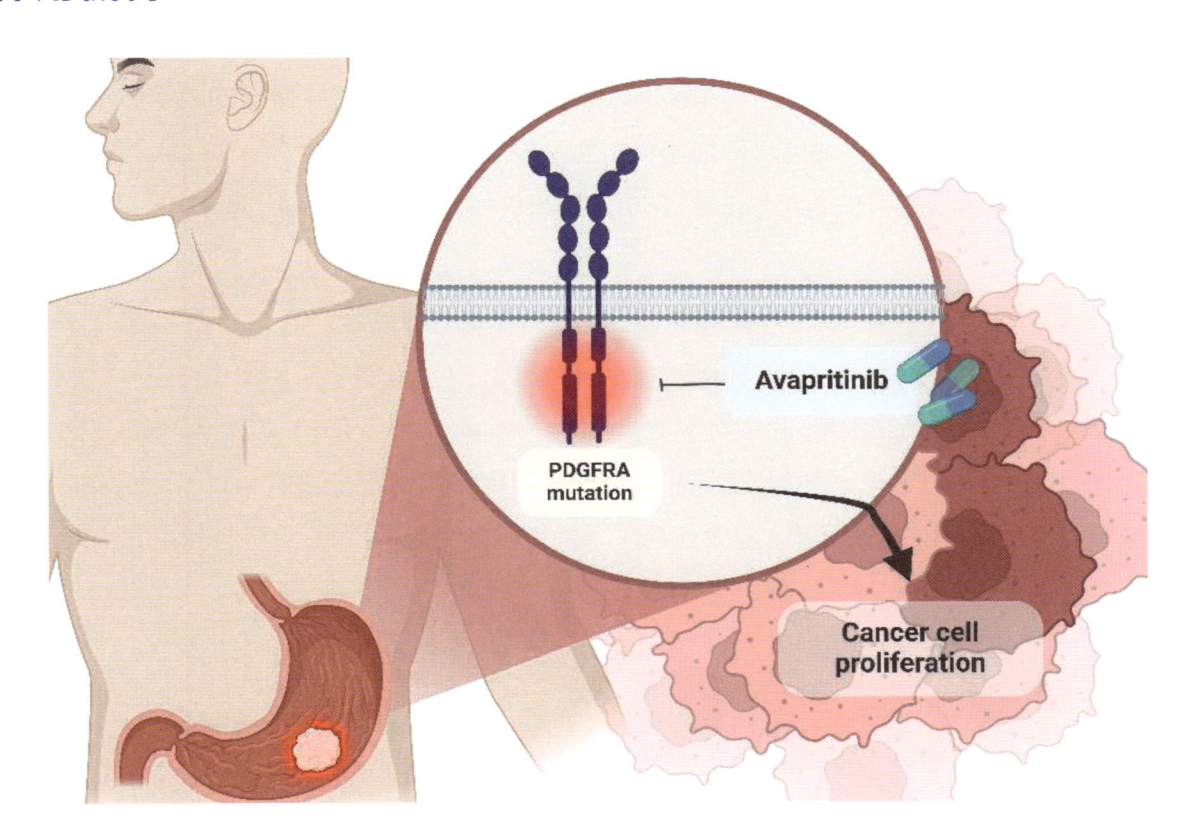

Avapritinib 是一種酪胺酸激酶抑制劑，會與 PDGFRA 和 PDGFRA D842 突變體以及多種 KIT 外顯子 11、11/17 及 17 突變體結合，半數最大抑制濃度（IC50）低於 25 nM。某些 PDGFRA 和 KIT 突變會導致這些受體的產生自我磷酸化與分子組成活化，促使腫瘤細胞增生。Avapritinib 的其他可能靶點包括野生型 KIT、PDGFRB 及 CSFR1。

在體外細胞測定中，avapritinib 可抑制與激酶抑制劑抗藥性有關的 KIT D816V 和 PDGFRA D842V 突變體自我磷酸化，其 IC50 分別為 4 nM 和 30 nM。Avapritinib 在植入 GIST 病人已活化的 KIT 外顯子 11/17 突變及 Imatinib 抗藥性的異種移植瘤模型的小鼠身上，亦展現出抗腫瘤活性。

檢測之基因

PDGFRA D842V mutation

基因檢測之方式

單一位點的突變，通常以核酸定序為基礎的方法，例如桑格氏定序，或焦磷酸定序。亦可以 real-time PCR 為基礎的，或 MALDI-TOF 的方法。

健保給付適應症

Avapritinib 的衛福部核准適應症為療具有血小板衍生生長因子 α 受體 (PDGFRA) D842V 突變，無法切除或轉移性腸胃道間質瘤的成年病人。在健保給付規定上有下列規定：（1）治療具有血小板衍生長因子 α 受體 (PDGFRA) D842V 突變之無法切除或轉移性腸胃道間質瘤的成年病人。（2）需經事前審查核准後使用，初次申請時檢附血小板衍生長因子 α 受體 (PDGFRA) D842V 突變。該項目符合以下認證之實驗室執行，檢測報告上應註明 方法學與檢測平台，並由病理專科醫師簽發報告且於上加註師證書字號：

1. 衛生福利部食品藥物管理署精準醫療分子檢驗實驗室列冊登錄。
2. 美國病理學會 (The College of American Pathologists，CAP) 實驗室認證。
3. 財團法人全國認證基金會 (Taiwan Accreditation Foundation，TAF) 實驗室認證 (ISO15189)。
4. 台灣病理學會分子病理實驗室認證。（3）每次申請事前審查之療程以 6 個月為限，再次申請必須提出客觀證據 (如：影像學) 證實無惡化，才可繼續使用。（4）每日至多處方 100 mg 2 粒或 300 mg 1 粒。

臨床實證

具有 PDGFRA D842V 突變的 GIST 病人

具有 PDGFRAD842V 突變的無法切除或轉移性 GIST 病人是由各地或中央評估單位利用 PCR 或 NGS 檢驗進行確認。共有 28 位 PDGFRA D842V 病人接受 300 mg 的起始劑量，此群病人的追蹤時間為 9.9 個月。

研究對象的特徵為：年齡中位數為 63 歲（範圍：29 至 90 歲）、64% 為男性、61% 為白人、93% ECOG PS 為 0-1 分、96% 為已轉移、最大目標病灶 > 5 公分的病人比例為 54%、89% 曾進行手術切除。先前接受激酶抑制劑的中位次數為 1 次（範圍：0 至 5 次）。主要療效指標 ORR 均大於 90%；以所有療效評估族群 (全劑量) 為例，次要療效指標中位數 DOR 達 27.6 個月且中位數 PFS 達 34 個月，探索性療效指標 OS 方面，12 個月為 93%、24 個月為 75% 及 36 個月為 61%。若間接與

Study 1002 族群 (非使用 avapritinib 的其他 TKI 使用者，n = 19) 相比，NAVIGATOR 組尚未達到中位數 OS，而 Study 1002 組則為 12.6 個月 (校正後)；次要療效指標中，NAVIGATOR 組中位數 PFS 為 29.5 個月 (校正後)，而 Study 1002 組則為 3.4 個月，可看出 PDGFRA D842V 無法切除或轉移性 GIST 病人使用 avapritinib 的成效優於使用其他 TKI，惟 Study 1002 為一回溯性研究且樣本數較少，兩項研究間接比較中仍存在不確定性。

臨床使用注意事項

1. 給藥注意事項

建議劑量為 300 mg，每日空腹口服一次，服藥時間須距離餐前至少一小時及餐後兩小時。持續治療，直至發生疾病惡化或無法接受的毒性為止。若忘記服藥，延遲服藥的時間與下次預定服藥的時間須間隔 8 小時以上。服用後若發生嘔吐情況，請勿額外增加劑量，只須依下次預定時間服藥。

2. 交互作用

請避免同時服用 avapritinib 與強效或中效 CYP3A 抑制劑。強效或中效 CYP3A 抑制劑會增加 avapritinib 血漿濃度。若無法避免服用中效 CYP3A 抑制劑，請將 avapritinib 起始劑量由每日口服一次 300 mg 降低為每日口服一次 100 mg。同時服用 avapritinib 與強效或中效 CYP3A 誘導劑會降低 avapritinib 血漿濃度。Avapritinib 在臨床相關濃度下是 CYP2C9 抑制劑。Avapritinib 是 P-醣蛋白 (P-gp)、腸道 BCRP、MATE1、MATE2-K 及 BSEP 抑制劑，但不是 OATP1B1、OATP1B3、OAT1、OAT3、OCT1 或 OCT2 抑制劑。Avapritinib 不是 P-gp 或 BCRP 受質。

臨床常見副作用

服用 avapritinib 的病人有 52% 出現嚴重不良反應。其中發生率 ≥1% 的嚴重不良反應為貧血 (9%)、腹痛 (3%)、肋膜積水 (3%)、敗血症 (3%)、胃腸出血 (2%)、嘔吐 (2%)、急性腎損傷 (2%)、肺炎 (1%) 以及腫瘤出血 (1%)。3.4% 的病人發生致命性不良反應，發生在一名以上病人的致命性不良反應為敗血症和腫瘤出血 (各為 1%)。最常見的不良反應 (≥ 20%) 為水腫、噁心、疲倦/虛弱、認知障礙、嘔吐、食慾下降、腹瀉、髮色改變、淚液增多、腹痛、便祕、皮疹及頭暈。

·參考文獻·

1. Heinrich MC, Jones RL, von Mehren M, et al. Avapritinib in advanced PDGFRA D842V-mutant gastrointestinal stromal tumour (NAVIGATOR): a multicentre, open-label, phase 1 trial. Lancet Oncol. 2020 Jul;21(7):935-946
2. 圖片來源：Created in BioRender. Chou, S. (2025) https://BioRender.com/y09p123

致 謝

感謝台北病理中心顧文輝執行長撰寫基因檢測，感謝張偉嶠教授及林泊宏藥師的審閱。

表一、臨床試驗資料摘要

藥品學名	研究對象	對照的治療方式	主要研究結果	參考文獻
Avapritinib	具有PDGFRAD842V突變的無法切除或轉移性 GIST 病人。	NAVIGATOR: 無 VOYAGER: regorafenib	主要療效指標 ORR 均大於 90%；以所有療效評估族群(全劑量)為例，次要療效指標中位數 DOR 達 27.6 個月且中位數 PFS 達 34 個月，探索性療效指標 OS 方面，12 個月為 93%、24 個月為 75% 及 36 個月為 61%。若間接與 Study 1002 族群(非使用 avapritinib 的其他 TKI 使用者, n = 19) 相比，NAVIGATOR 組尚未達到中位數 OS，而 Study 1002 組則為 12.6 個月(校正後)；次要療效指標中，NAVIGATOR 組中位數 PFS 為 29.5 個月(校正後)，而 Study 1002 組則為 3.4 個月，可看出 PDGFRA D842V 無法切除或轉移性 GIST 病人使用 avapritinib 的成效優於使用其他 TKI，惟 Study 1002 為一回溯性研究且樣本數較少，兩項研究間接比較中仍存在不確定性。	1

表二、臨床使用注意事項摘要

藥品學名	使用劑量	給藥注意事項	藥物或食物交互作用
Avapritinib	建議劑量為一天一次 300 mg。	每日空腹口服一次，服藥時間須距離餐前至少一小時及餐後兩小時。	1. 請避免同時服用 avapritinib 與強效或中效 CYP3A 抑制劑。同時服用 avapritinib 與強效或中效 CYP3A 誘導劑會降低 avapritinib 血漿濃度。 2. Avapritinib 是 P-醣蛋白（P-gp）、腸道 BCRP、MATE1、MATE2-K 及 BSEP 抑制劑，可能會影響相關藥品的代謝。

表三、臨床常見副作用

藥品學名	常見副作用
Avapritinib	水腫、噁心、疲倦/虛弱、認知障礙、嘔吐、食慾下降、腹瀉、髮色改變、淚液增多、腹痛、便祕、皮疹及頭暈。

第十一章：PD-L1 蛋白於癌症治療之應用

作者：馮聖翔、周聖博

>> 藥品成分名

Pembrolizumab, atezolizumab, nivolumab, avelumab

>> 作用機轉

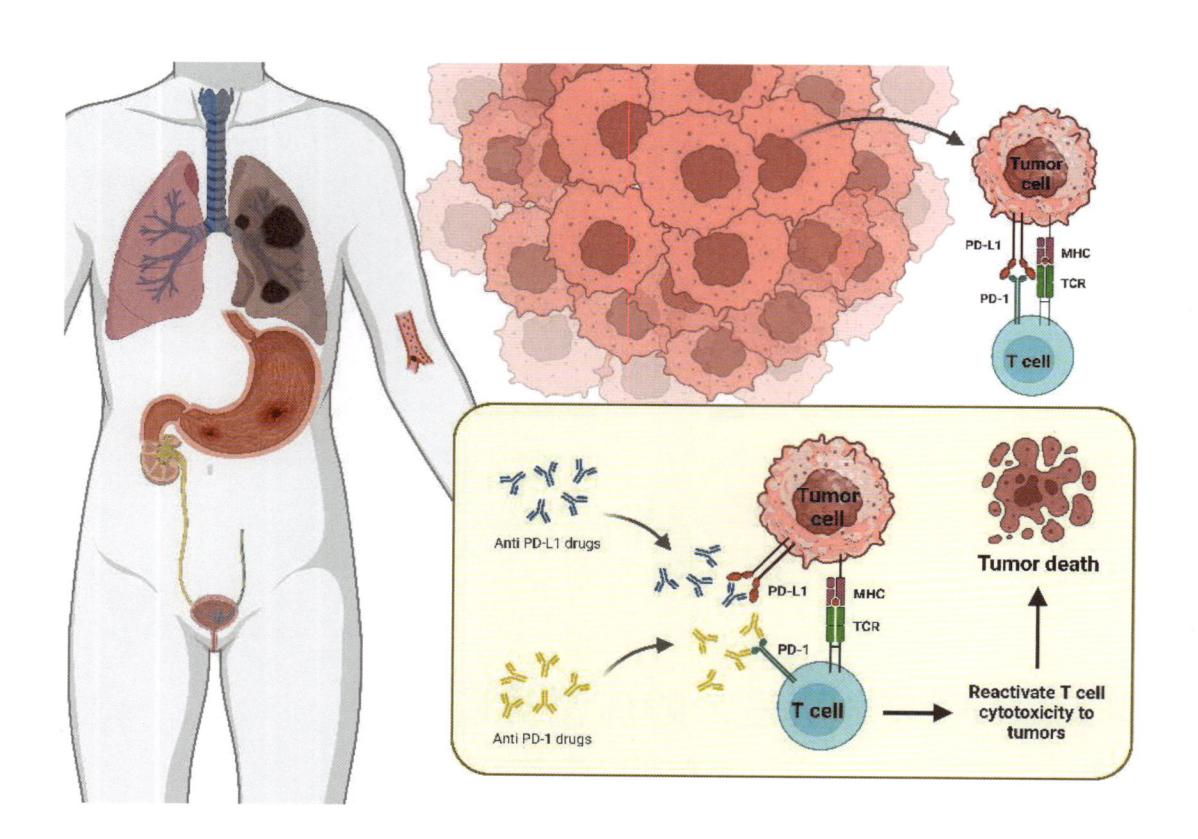

　　PD-L1 為某些腫瘤細胞或腫瘤浸潤免疫細胞上存在的蛋白抗原，與人體 T 細胞表面抑制型受體 PD-1 結合後，透過訊息傳遞達到抑制免疫細胞增生作用與細胞激素生成作用，促發癌細胞生長。

　　此類抗體藥品作為免疫檢查點抑制劑，atezolizumab 與 avelumab 兩種 PD-L1 抑制劑藉由結合腫瘤細胞上 PD-L1 抗原，達到阻斷 PD-L1 活性使腫瘤生長減少；pembrolizumab 與 nivolumab 兩種 PD-1 抑制劑則藉由結合 T 細胞上 PD-1 抗原，解除此路徑對 T 細胞系統之抑制作用達到抗腫瘤療效。

檢測之標的

PD-L1 的表現、微衛星不穩定性 (microsatellite instability, MSI) 或腫瘤變異負荷 (tumor mutation burden, TMB)

標的檢測之方式

檢測 PD-L1 蛋白的在腫瘤細胞或免疫相關細胞上的表現量，可以用組織免疫化學染色來看 (IHC)。因為市面上有好幾種藥，且每一種藥在臨床研究時，所使用在組織免疫化學染色的抗體都不同，或是不同癌症的判斷的閾值的也不同，因此除了少數情形有足夠的臨床證據證明 IHC 可以互相替代，多數情形下這些 IHC 是不能互換的，在使用免疫抑制藥物時，必須使用指定的抗體及判讀方法。除了 IHC 之外，我國食藥署核准之 pembrolizumab 仿單中，也許可高微衛星不穩定性 (microsatellite instability high; MSI-H) 或錯誤配對修復功能不足性 (mismatch repair deficient; dMMR) 的癌症，以及高腫瘤突變負荷量 (Tumor Mutational Burden-High; TMB-H) 的癌症，不過不在健保給付範圍。微衛星不穩定性 (microsatellite instability, MSI) 的檢查，是利用 PCR 的方法先放大數個特定區域，再用毛細管電泳分析。錯誤配對修復功能不足性 (mismatch repair deficient; dMMR) 則是利用組織免疫化學染色 IHC 的方法來看這幾個 MMR 相關基因的蛋白質是否表現。

高腫瘤突變負荷量 (Tumor Mutational Burden-High; TMB-H)，則須利用到 NGS，對腫瘤的 DNA 做定序的分析後決定是否該腫瘤有高的腫瘤突變負荷量。關於個別藥物與對應檢測的關係，細節請參考下列說明。

健保給付適應症

使用此類免疫檢查點抑制劑之病人需經事前審查核准後使用，且每 3 個月需再次申請，需檢附病患病歷資料、病理或細胞檢查報告 (依適應症有所差別)。每個適應證限給付一種免疫檢查點抑制劑且不得互換，亦不可合併申報該適應證之標靶藥物 (除 atezolizumab 與 bevacizumab 合併處方例外)。另外，本類藥品治療頭頸部鱗狀細胞癌時，與 cetuximab 僅能擇一使用，若治療失敗時兩者不可交替使用。

此類用藥後每 12 週內應至少評估一次確認療效。無效或給付期滿後，則不再給付該適應症標靶藥物。

Pembrolizumab:

目前依據衛服部適應症，pembrolizumab 適用於眾多種類的癌症。單獨使用適應症適應證包括無法切除或轉移性黑色素瘤、典型何杰金氏淋巴癌，依據給付規定，不需檢附病理報告。非鱗狀非小細胞肺癌、泌尿道上皮癌、頭頸部鱗狀細胞癌及胃癌等也皆為健保給付適應症，以上適應症依據給付規

則，需另檢附病理報告。

併用藥物方面，pembrolizumab 與化療藥治療轉移性鱗狀非小細胞肺癌，依據給付規則，須檢附病理報告。

除要求提供病理報告外，各項適應症有各自的健保給付條件 —

病症	給付條件
黑色素瘤	經評估認為無法切除或轉移性癌症之成人患者，並至少接受一次全身性治療失敗，需另提供 BRAF 腫瘤基因檢測結果。
典型何杰金氏淋巴癌	先前接受過自體造血幹細胞移植 (HSCT) 與移植後 BV 抗腫瘤藥物治療，但仍罹患頑固性或發生惡化並至少已接受三種治療的成人患者。需檢附自體造血幹細胞移植之病歷紀錄。
非小細胞肺癌	1. 不適合接受化學治療之轉移性成人患者，患者需為 EGFR/ALK/（ROS-1，限非鱗狀）腫瘤基因原生型，且需符合下列條件之一： a.CTCAE v4.0 grade ≧ 2 audiometric hearing loss b.CTCAE v4.0 grade ≧ 2 peripheral neuropathy c.CIRS score >6。 2. 鱗狀上皮癌先前已使用過 platinum 類化學治療失敗，或肺腺癌先前已使用過鉑類及 docetaxel/paclitaxel 類二線（含）以上化學治療均失敗，又有疾病惡化。患者需為 EGFR/ALK/(ROS-1，限非鱗狀）腫瘤基因原生型。
泌尿道上皮癌	1. 不適合接受化學治療之轉移性成人患者，且需符合下列條件之一： a.CTCAE v4.0 grade ≧ 2 audiometric hearing loss b.CTCAE v4.0 grade ≧ 2 peripheral neuropathy c.CIRS score >6。 2. 先前已使用過鉑類化學治療失敗後疾病惡化的局部晚期無法切除或轉移性泌尿道上皮癌成人患者。
復發性或轉移性頭頸部鱗狀細胞癌（不含鼻咽癌）	1. 患者為先前未曾接受全身性治療之成人。 2. 患者為先前已使用過鉑類化學治療失敗後之成人。 3. 與 EGFR 抑制劑 cetuximab 僅能擇一使用，治療失敗時不可互換。
轉移性胃癌	先前已使用過二線（含）以上化學治療均失敗，又有疾病惡化的轉移性胃腺癌成人患者。適用於109年4月1日前經審核同意用藥,後續評估符合續用申請條件者。

病症	給付條件
轉移性鱗狀非小細胞肺癌之第一線治療	1. 需合併使用含鉑化學藥物 carboplatin 及 paclitaxel。

Atezolizumab：

目前依據衛服部適應症，atezolizumab 適用於眾多種類的癌症。非鱗狀非小細胞肺癌、泌尿道上皮癌等也皆為健保給付適應症，以上適應症依據給付規則，需另檢附病理報告。

併用藥物方面，atezolizumab 與抗血管內皮生長因子藥物治療晚期肝細胞癌；另與化療藥治療轉移性小細胞肺癌。依據給付規則，須檢附病理報告。

除要求提供病理報告外，各項適應症有各自的健保給付條件 —

病症	給付條件
非小細胞肺癌	1. 不適合接受化學治療之轉移性成人患者，患者需為 EGFR/（ROS-1，限非鱗狀）腫瘤基因原生型，且需符合下列條件之一： 　　a.CTCAE v4.0 grade ≧ 2 audiometric hearing loss 　　b.CTCAE v4.0 grade ≧ 2 peripheral neuropathy 　　c.CIRS score >6。 2. 鱗狀上皮癌先前已使用過 platinum 類化學治療失敗，或肺腺癌先前已使用過鉑類及 docetaxel/paclitaxel 類二線（含）以上化學治療均失敗，又有疾病惡化。患者需為 EGFR/ALK/(ROS-1，限非鱗狀)腫瘤基因原生型。
泌尿道上皮癌	1. 不適合接受化學治療之轉移性成人患者，且需符合下列條件之一： 　　a.CTCAE v4.0 grade ≧ 2 audiometric hearing loss 　　b.CTCAE v4.0 grade ≧ 2 peripheral neuropathy 　　c.CIRS score >6。 2. 先前已使用過鉑類化學治療失敗後疾病惡化的局部晚期無法切除或轉移性泌尿道上皮癌成人患者。
晚期肝細胞癌	限與抗血管內皮生長因子藥物 bevacizumab 併用： 1. 治療未接受過全身性療法之轉移性成人病患，或判定無法手術切除且不適合局部治療之肝硬化成人病患，並符合下列條件之一： 　　a. 肝外轉移（遠端轉移或肝外淋巴結侵犯） 　　b. 大血管侵犯（主門靜脈或左 / 右靜脈第一或第二分支） 　　c. 經導管動脈化學藥物栓塞治療失敗者 (T.A.C.E.)，另提供 12 個月內≧ 3 次局部治療紀錄

病症	給付條件
晚期肝細胞癌	2. 須排除有以下任一情形： 　a. 接受過器官移植 　b. 目前使用免疫抑制劑進行治療 　c. 經評估有上消化道出血之疑慮且未接受完全治療 (提供半年內視鏡報告) 3. 此處方與酪胺酸激酶抑制劑 sorafenib、多重激酶抑制劑 lenvatinib 僅得擇一使用，不得互換；此處方失敗時不得申請使用多激酶抑製劑 regorafenib 或抗血管內皮生長因子藥物 ramucirumab。
小細胞肺癌	限與含鉑金屬化療藥物 carboplatin 及拓撲異構酶抑制劑 etoposide 併用於先前未接受過化療且無腦部轉移或無脊髓擴散之成人患者。

Nivolumab：

目前依據衛福部適應症，nivolumab 適用於眾多種類的癌症。單獨使用適應症包括無法切除或轉移性黑色素瘤、典型何杰金氏淋巴癌、晚期肝細胞癌、晚期腎細胞癌皆為健保給付適應症，依據給付規定，不需檢附病理報告。

晚期非鱗狀非小細胞肺癌、第二線泌尿道上皮癌、頭頸部鱗狀細胞癌 (不包含鼻咽癌)、食道鱗狀細胞癌也皆為健保給付適應症，不過根據給付規定，需要檢附病理報告。

其中較為不同之處，nivolumab 用於第一線併用化療藥治療晚期或轉移性胃癌 (不含胃腸基質瘤及神經內分泌腫瘤/癌) 須檢附病理報告，不過若為後線單獨用藥於轉移性胃癌，則不需檢附病理報告。再者，健保給付適用 nivolumab 與 ipilimumab 併用於惡性肋膜間皮瘤第一線治療。

除了病理報告之外，各項適應症有各自的健保給付條件 —

病症	給付條件
黑色素瘤	患者為腫瘤無法切除或轉移之第三期或第四期黑色素瘤病人，且符合先前曾接受過至少一次全身性治療失敗之前提條件。
晚期非小細胞肺癌	鱗狀上皮癌先前已使用過 platinum 類化學治療失敗，或肺腺癌先前已使用過鉑類及 docetaxel/paclitaxel 類二線 (含) 以上化學治療均失敗，又有疾病惡化。患者需為 EGFR/ALK/(ROS-1，限非鱗狀) 腫瘤基因原生型。
典型何杰金氏淋巴癌	患者需為先前已接受自體造血幹細胞移植與移植後 brentuximab vedotin 治療，但又復發或惡化者。
泌尿道上皮癌	先前已使用過鉑類化學治療失敗後疾病惡化的局部晚期無法切除或轉移性泌尿道上皮癌成人患者。

病症	給付條件
頭頸部鱗狀細胞癌患者（不含鼻咽癌）	患者為先前已使用過鉑類化學治療失敗後，又有疾病惡化的復發性或轉移性（第三期或第四期）頭頸部鱗狀細胞癌成人。
胃癌後線單獨用藥	患者須先前已使用過二線（含）以上化學治療均失敗，且又有疾病惡化情形。適用於109年4月1日前經審核同意用藥，後續評估符合續用申請條件者。
晚期腎細胞癌	適用於先前已使用過至少二線標靶藥物治療均失敗，又有疾病惡化之其病理上為亮細胞癌 (clear cell renal carcinoma) 之成人患者。
晚期肝細胞癌患者	需同時符合以下條件： 1. Child-Pugh A class 肝細胞癌成人患者 2. 先前經 T.A.C.E. 於12個月內 >=3 次局部治療失敗者 3. 已使用過至少一線標靶藥物治療失敗，又有疾病惡化者 4. 未曾進行肝臟移植。 適用於109年4月1日前經審核同意用藥，後續評估符合續用申請條件者。
胃癌（不含胃腸基質瘤及神經內分泌腫瘤/癌）第一線治療	併用 fluoropyrimidine（5-FU 或 capecitabine）及 Oxaliplatin 於晚期或轉移性且不具有 HER2 過度表現的胃癌病人。
食道鱗狀細胞癌	限用於曾接受合併含鉑及 fluoropyrimidine 化學治療之後惡化的無法切除晚期或復發性食道鱗狀細胞癌患者。
惡性肋膜間皮瘤第一線治療	限 nivolumab 與 ipilimumab 併用於無法切除之惡性肋膜間皮瘤且病理組織顯示為非上皮型 (Non-epithelioid) 之成人患者。

Avelumab：

目前 avelumab 的衛福部適應症包含轉移性默克細胞癌、晚期腎細胞癌與局部晚期或轉移性泌尿道上皮癌之維持療法。除了晚期腎細胞癌，另外兩者皆為健保給付範圍的適應症。

根據給付規定，avelumab 限用於先前已使用過鉑類化學治療失敗後，又有疾病惡化之轉移性第四期默克細胞癌之成人患者。

而在泌尿道上皮癌之維持療法使用 avelumab，限用於接受第一線含鉑化學治療 4 至 6 個療程後，疾病未惡化，且達部分緩解或疾病呈穩定狀態者之無法手術切除局部晚期 (stage III) 或轉移性泌尿上皮癌 (stage IV) 成人患者。

給付適應症 (X 代表未列於給付範圍)	藥品 (檢測報告種類)			
	Pembrolizumab (Dako 22C3 或 Ventana SP263*)	Nivolumab (Dako 28-8 或 Ventana SP263*)	Atezolizumab (Ventana SP142)	Avelumab (Ventana SP263*)
黑色素瘤	不需檢附報告	不需檢附報告	X	X
非小細胞肺癌第一線用藥	TPS ≧ 50%	X	TC ≧ 50% 或 IC ≧ 10%	X
非小細胞肺癌第二線用藥	TPS ≧ 50%	TC ≧ 50%	TC ≧ 50% 或 IC ≧ 10%	X
非小細胞肺癌第三線用藥	TPS ≧ 50%	TC ≧ 50%	TC ≧ 50% 或 IC ≧ 10%	X
鱗狀非小細胞肺癌第一線用藥（併用化療）	TPS 1~49%	X	X	X
典型何杰金氏淋巴瘤	不需檢附報告	不需檢附報告	X	X
泌尿道上皮癌第一線用藥	CPS ≧ 10	X	IC ≧ 5%	X
泌尿道上皮癌第二線用藥	CPS ≧ 10	TC ≧ 5%	IC ≧ 5%	X
泌尿道上皮癌維持療法	X	X	X	TC ≧ 25% 或 IC ≧ 25%（如 IC 占腫瘤區域超過 1%）或 IC=100%（如 IC 占腫瘤區域等於 1%）

給付適應症 (X 代表未列於給付範圍)	Pembrolizumab (Dako 22C3 或 Ventana SP263*)	Nivolumab (Dako 28-8 或 Ventana SP263*)	Atezolizumab (Ventana SP142)	Avelumab (Ventana SP263*)
	藥品（檢測報告種類）			
頭頸部鱗狀細胞癌第一線用藥	CPS ≧ 20	X	X	X
頭頸部鱗狀細胞癌第二線用藥	TPS ≧ 50%	TC ≧ 10%	X	X
胃癌	CPS ≧ 1	不需檢附報告	X	X
晚期腎細胞癌	X	不需檢附報告	X	X
晚期肝細胞癌	X	不需檢附報告	X	X
晚期肝細胞癌第一線用藥（併用bevacizumab）	X	X	不需檢附報告	X
默克細胞癌	X	X	X	不需檢附報告
小細胞肺癌（併用化療）	X	X	不需檢附報告	X
胃癌第一線用藥（併用化療）	X	CPS ≧ 5	X	X
食道鱗狀細胞癌	X	TC ≧ 1%	X	X

註：Ventana SP263* 僅適用於檢測非小細胞肺癌或泌尿道上皮癌維持療法

臨床實證

Pembrolizumab：

Pembrolizumab 用於無法切除或有轉移性黑色素瘤病人，是根據一個第二期多中心、開放性臨床試驗 (KEYNOTE-006)[2]。這個研究所收入的對象為未曾使用 ipilimumab 治療或不曾使用超過一種全身性療法治療之病人，BRAF V600E 突變陽性患者不一定要接受過 BRAF 抑制劑。經過篩選後有 834 位病人被收入。試驗以 1:1:1 的方式隨機分組於每 2 週靜脈輸注一次 pembrolizumab 10 mg/kg、每 3 週靜脈輸注一次 pembrolizumab 10 mg/kg 的治療或是接受 ipilimumab 每 3 週靜脈輸注一次 3 mg/kg 的治療，平均試驗追蹤時間為 7.9 個月，藥物反應率分別為 33.7%、32.9%、11.9%。無疾病惡化存活期分別為 5.5 個月、4.1 個月及 2.8 個月，六個月無疾病惡化存活率分別為 47.3%、46.4% 及 26.5%。十二個月整體存活率分別為 74.1%、68.4% 及 58.2%。對 ipilimumab 治療無效的病人也有後續執行 pembrolizumab 臨床試驗 (KEYNOTE-002)，6 個月無疾病惡化存活率與化學治療相比分別為 34% 及 16%。

Pembrolizumab 用於典型何杰金氏淋巴癌病人，是根據一個第二期多中心、開放性的臨床試驗 (KEYNOTE-087)[3]。這個研究所收入的對象為罹患復發性或頑固性之病人，主要觀察安全性及客觀反應率。經過篩選後，有 210 位病人被收入。試驗所有病人都接受 2 年內 pembrolizumab 每 3 週 200 mg 直到病況惡化或出現不可接受的不良反應。在這個族群中，使用 pembrolizumab 的客觀反應率為 71.4%，平均的用藥時間是 63.7 個月，整體無疾病惡化存活期是 13.7 個月，5 年追蹤存活率為 70.2%。與治療相關的不良事件出現在 72.9% 病人，大於 10% 的不良反應為甲狀腺功能低下 (14.3%)、發燒 (11.4%)、疲勞 (11.0%) 和皮疹 (11.0%)。

Pembrolizumab 單獨使用於轉移性非小細胞肺癌病人，最初是根據一個第三期多中心、開放性的臨床試驗 (KEYNOTE-024)。這個研究所收入的對象為 PD-L1 腫瘤比例分數大於 50% 且先前不曾針對該非小細胞肺癌使用全身性療法，排除具有 EGFR 或 ALK 腫瘤基因異常的病人。經過篩選後，有 305 位病人被收入，隨機以 1:1 分別給予每 3 週 200 mg pembrolizumab 與含鉑化療藥物持續 24 個月。在這個族群中，使用 pembrolizumab 客觀反應率為 44.8%，平均用藥時間為 7 個月，無疾病惡化存活期為 10.3 個月。與含鉑化療藥物相比，第 6 個月的整體存活率分別為 80.2% 與 72.4%，與治療相關的不良事件分別為 73.4% 與 90.0%。

Pembrolizumab 對於曾接受過治療的轉移性非小細胞肺癌病人，是根據一個第二／三期多中心、開放性臨床試驗 (KEYNOTE-010)，這個研究所收入的對象為已使用過化學治療或曾接受 EGFR 或 ALK 抑制劑治療後出現惡化，且 PD-L1 表現腫瘤比例分數大於 1% 的病人。經過篩選後，有 1034 位病人被收入，並隨機以 1:1:1 分別給予每 3 週一次 pembrolizumab 2 mg/kg、每 3 週一次 Pembrolizumab 10 mg/kg 或化療藥物 docetaxel，試驗平均追蹤時間為 13.1 個月。整體族群中，pembrolizumab 組的客

觀反應率分別為 30%、29%。三組平均存活時間分別為 10.4 個月、12.7 個月及 8.5 個月，平均無疾病惡化存活期分別為 3.9 個月、4.0 個月及 4.0 個月 (兩種 pembrolizumab 劑量與 docetaxel 皆無明顯差距)；對於 PD-L1 表現腫瘤比例分數大於 50% 的族群，三組平均存活時間分別為 14.9 個月、17.3 個月及 8.2 個月，平均無疾病惡化存活期分別為 5.0 個月、5.2 個月及 4.1 個月。

Pembrolizumab 與含鉑化療藥物合併使用於轉移性非小細胞肺癌病人，是根據一個第二期多中心、開放性臨床試驗 (KEYNOTE-021)[5]。這個研究所收入的對象為未曾使用任何全身性療法，並且收入任何 PD-L1 表現之病人。經過篩選後，有 123 位病人被收入，並隨機以 1:1 分別給予 pembrolizumab 200 mg 合併化療藥物 pemetrexed 及 carboplatin 與只有化療藥物之對照組，試驗組平均治療時間為 8.0 個月對比 4.9 個月的對照組。試驗組及對照組的整體客觀反應率分別為 55% 及 29%，無疾病惡化存活期平均分別為 13.0 個月及 8.9 個月，六個月無疾病惡化存活率分別為 77% 與 63%。在後續平均 10.6 個月，兩組平均生存率為沒有明顯差距。

Pembrolizumab 用於第一線局部晚期或轉移性泌尿道上皮癌病人，是根據一個第三期多中心、開放性臨床試驗 (KEYNOTE-052)，這個研究所收入的對象為不適合使用 cisplatin 化療治療的病人。經過篩選後，試驗針對 370 位病人監測療效，每位病人使用 pembrolizumab 每 3 週一次 200 mg，試驗平均追蹤時間 5 個月。試驗客觀反應率為 29%，完全客觀反應率為 7%，部分反應率為 22%。其中 80 人 CPS≥10% 的族群客觀反應率為 39%；139 人 CPS 介於 1-10% 的族群為 20%；46 人 CPS≤1% 的族群客觀反應率為 11%。

Pembrolizumab 用於第二線泌尿道上皮癌病人，是根據一個第三期多中心、開放性臨床試驗 (KEYNOTE-045)，這個研究所收入的對象為曾使用含鉑化學治療出現疾病惡化現象之局部晚期或轉移性病人。經過篩選後，有 542 位病人被收入，並隨機以 1:1 分配使用 pembrolizumab 每 3 週一次 200 mg 或以下任一化療藥物 paclitaxel、docetaxel 或 vinflunine 治療，試驗平均追蹤時間為 14.1 個月。使用 pembrolizumab 與化學治療的客觀反應率分別為 21.1% 與 11.4%。整體族群中，兩組平均存活時間分別為 10.3 個月與 7.4 個月；對於 PD-L1 綜合陽性分數大於 10% 的族群，兩組平均存活時間分別為 8.0 個月與 5.2 個月。整體族群兩組平均疾病惡化存活期分別為 2.1 個月及 3.3 個月，12 個月平均疾病惡化存活率為 16.8% 及 6.2%；對於 PD-L1 綜合陽性分數大於 10% 的族群與化學治療組對比，兩組平均疾病惡化存活並無明顯差距 (hazard rati: 0.89; 95% CI: 0.61 to 1.28; P=0.24)。

Pembrolizumab 用於頭頸部鱗狀細胞癌病人，是根據一個多中心、多族群、開放性第一期臨床試驗 (KEYNOTE-048)，這個研究所收入的對象為為 ECOG 評估活動功能得分為 0 或 1、表現 p16 基因、復發/轉移性且局部治療無效的病人。經過篩選後有 882 位病人被收入，並以 1:1:1 隨機方式分別接受單獨使用 pembrolizumab 每 3 週一次 200 mg、pembrolizumab 併用 platinum 和 5-fluorouracil 化學治療，或 cetuximab 併用 platinum and 5-fluorouracil 化學治療，試驗主要觀察存活時間與疾病惡化存活期，

試驗平均追蹤時間分別為 11.5 個月、13.0 個月與 10.7 個月。整體族群中，單獨使用 pembrolizumab 與使用 cetuximab 組的平均存活期分別為 11.6 個月與 10.7 個月；在腫瘤綜合陽性分數大於 20 的族群中，單獨使用 pembrolizumab 的平均存活期為 14.9 個月，併用化療組為 14.7 個月，對比 cetuximab 組的 11.0 個月。在整體或是腫瘤綜合陽性分數大於 20 的族群中，pembrolizumab 在單獨使用或併用化學治療，疾病惡化存活期都無明顯改善。在腫瘤綜合陽性分數大於 20 的族群中，單獨使用 pembrolizumab 組與 cetuximab 組為 3.4 個月與 5.0 個月；併用化療組與 cetuximab 組平均惡化存活期為 5.8 個月與 5.2 個月。

Pembrolizumab 用於胃癌病人，是根據一個第二期多中心、單臂的開放性臨床試驗 (KEYNOTE-059)，這個研究所收入的對象要求先前至少接受過 2 種以上含鉑與 fluoropyrimidine 雙藥療法的 HER2 陰性患者，HER2 陽性患者之前必須接受過 trastuzumab 的治療。經過篩選後，有 259 位病人被收入，所有病人都接受 pembrolizumab 每 3 週一次 200 mg 治療，主要觀察 pembrolizumab 客觀反應率及安全性，患者以綜合陽性分數是否大於 1 區分 PD-L1 為陽性或陰性。試驗平均追蹤時間為 5.8 個月，整體客觀反應率 11.6%，PD-L1 陽性族群為 15.5%，PD-L1 陰性族群為 6.4%；平均療效反應持續時間整體為 8.4 個月，在 PD-L1 陽性族群為 16.3 個月，在 PD-L1 陰性族群為 6.9 個月。17.8% 病人經歷至少一起 3-5 級與治療相關的不良事件，0.8% 病人中斷試驗並有 2 起與治療相關的死亡事件[9]。

Atezolizumab：

單獨使用 atezolizumab 於第一線非小細胞肺癌病人，是根據臨床試驗 IMpower 110。IMpower 110 為第三期多中心、開放性的臨床試驗，主要收入先前未接受過化學治療且腫瘤具有 PD-L1 表現 (TC) 大於 1% 或腫瘤浸潤免疫細胞中的 PD-L1 表現 (IC) 大於 1% 的轉移性非小細胞肺癌病人，經過篩選後有 574 位病人被收入。試驗以 1:1 的方式隨機分組於每 3 週靜脈輸注一次 atezolizumab 1200 mg 或使用 cisplatin 或 carboplatin 含鉑化學治療，試驗主要目標為平均存活期。在使用 atezolizumab 的族群裡，文獻中各基因型表現組別最少平均追蹤時間為 13.4 個月。在 PD-L1 高表現 TC≥50% 或 IC≥10% 中，使用 atezolizumab 客觀反應率為 68.3%，對比化學治療組的 35.7%；無疾病惡化存活期為 8.1 個月，對比化學治療組的 5.0 個月；平均存活期為 20.2 個月，對比化學治療組的 13.1 個月。

單獨使用 atezolizumab 於第二線、第三線轉移性非小細胞肺癌病人，是根據兩個臨床試驗 OAK 和 POPLAR。

OAK 為第三期多中心、開放性臨床試驗，主要收入的對象為 ECOG 評估活動功能得分為 0 或 1，過去曾使用至少一種含鉑化學治療藥物失敗的病人，經過篩選後有 850 位病人被收入，約 74% 的病人為非鱗狀非小細胞肺癌。試驗以 1:1 的方式隨機分組於每 3 週靜脈輸注一次 atezolizumab 1200 mg 或每 3 週靜脈輸注劑量 75 mg/m^2 的 docetaxel 化療治療一次，平均追蹤時間為 21 個月。在使用 atezolizumab 的整體族群裡，客觀反應率為 14%、平均療效持續時間 16.3 個月與無疾病惡化存活期 2.8

個月皆無明顯差距，然而平均存活期則有明顯進步為 13.8 個月。腫瘤浸潤免疫細胞中的 PD-L1 表現 (IC) 至少大於 5% 量的族群中，atezolizumab 客觀反應率為 18%，平均療效持續時間明為 16.0 個月，平均生存期為 15.7 個月，無疾病惡化存活期無明顯差距為 2.8 個月。

POPLAR 為第二期多中心、開放性臨床試驗，主要收入的對象為 ECOG 評估活動功能得分為 0 或 1，以及足夠的血液和終末器官功能的非小細胞肺癌病人，經過篩選後有 287 位病人被收入，約 66% 的病人為非鱗狀非小細胞肺癌。試驗以 1:1 的方式隨機分組於每 3 週靜脈輸注一次 atezolizumab 1200 mg 或每 3 週靜脈輸注劑量 75 mg/m^2 的 docetaxel 化療治療一次，平均試驗的追蹤時間為 14.8 個月。在使用 atezolizumab 的族群裡，客觀反應期在相對持久，平均為 14.3 個月。Atezolizumab 整體平均存活期有顯著差距為 12.6 個月，無疾病惡化存活期則無明顯差距為 2.7 個月。腫瘤浸潤免疫細胞中的 PD-L1 表現 (IC) 至少大於 5% 量的族群中，atezolizumab 在整體平均生存期為 15.5 個月，比起化療治療 9.2 個月有顯著差距。

Atezolizumab 用於泌尿道上皮癌病人，是根據兩個臨床試驗 IMvigor210 Cohort 1 與 Cohort 2。

Cohort 1 為第二期多中心、單一組別的開放性臨床試驗，主要收入的對象 ECOG 評估活動功能得分為 0 或 1，以及足夠的血液和終末器官功能的泌尿道上皮癌病人。Cohort 1 主要納入不適合或先前未曾接受含有 cisplatin 的化療，或者術前輔助、輔助化療或放射療程治療 12 個月以上失敗之病人，經過篩選後有 119 位病人被收入。該族群每 3 週靜脈輸注一次 atezolizumab 1200 mg，主要觀測整體族群及腫瘤免疫微環境下不同免疫細胞比例的客觀反應率，試驗平均追蹤 17.2 個月。結果來看，整體族群客觀反應率為 23.5%，平均無疾病惡化存活期為 2.7 個月，整體平均生存期為 15.9 個月。腫瘤浸潤免疫細胞中的 PD-L1 表現至少大於 5% 量的族群客觀反應率為 28.1%，大於 10% 平均無疾病惡化存活期為 4.1 個月，平均生存期為 19.1 個月。

Cohort 2 主要納入先前至少使用一種含鉑化學治療，然而治療期間或治療後疾病發生惡化之病人。經過篩選後有 310 位病人被收入，並每 3 週靜脈輸注一次 atezolizumab 1200 mg，主要觀測整體族群及腫瘤免疫微環境下不同免疫細胞比例的客觀反應率，試驗平均追蹤 11.7 個月。整體族群中，客觀反應率為 15%，平均無疾病惡化存活期為 2.1 個月，整體平均生存期 7.9 個月，一年平均生存率為 36%。腫瘤浸潤免疫細胞中的 PD-L1 表現至少大於 5% 量的族群客觀反應率為 26%，平均無疾病惡化存活期為 11.4 個月，平均生存期為 19.1 個月，一年平均生存率為 48%。

Atezolizumab 併用 bevacizumab 於晚期肝細胞癌病人，是根據一個第三期多中心、開放性臨床試驗 (IMbrave150)，這個研究所主要收入的對象為先前未接受過全身性治療，診斷出產生局部轉移或無法切除的晚期肝細胞癌，並符合 ECOG 評估活動功能得分為 0 或 1 且肝硬化功能評估為 A 級者，經過篩選後有 501 位病人被收入。試驗以 2:1 隨機分派使用每 3 週接受靜脈輸注次 atezolizumab 1200 mg，接著輸注 15 mg/kg 的 bevacizumab；或者每天口服酪氨酸蛋白質激酶抑制劑 sorafenib 400 mg 兩次，

主要觀測平均生存期及無疾病惡化存活期，試驗平均追蹤 8.6 個月，atezolizumab 合併 bevacizumab 的客觀反應率為 27.3%，對照組為 11.9%。結果來看，6 個月與 12 個月 atezolizumab 合併 bevacizumab 之組別平均生存率分別為 84.8% 和 72.2%，對照組為 67.2% 與 54.6%；整體試驗期平均無疾病惡化存活期為 6.8 個月，對照組為 4.3 個月。

Atezolizumab 用於第一線小細胞肺癌患者，是根據一個第三期雙盲、多中心、開放性臨床試驗 (IMbrave 133)，這個研究所主要收入的對象為符合 ECOG 評估活動功能得分為 0 或 1，且先前未接受過治療的擴散期病人，經過篩選後有 403 位病人被收入。試驗以 1:1 隨機分派，實驗組每 3 週使用 atezolizumab 1200 mg 和 carboplatin 與 etoposide，最多持續 4 個週期，之後每 3 週使用 atezolizumab 1200 mg；對照組則以安慰劑取代 atezolizumab，維持其他療程。試驗主要觀測無疾病惡化存活期與整體存活率，試驗平均追蹤 13.9 個月，使用 atezolizumab 組的客觀反應率與安慰劑組無顯著差異，分別為 60.2% 及 64.4%。使用 atezolizumab 組的整體與平均存活期與一年存活率分別為 12.3 個月及 51.7%，對照組為 10.3 個月及 38.2%；使用 atezolizumab 組的平均無疾病惡化存活期為 5.2 個月，對照組為 4.3 個月。

Nivolumab：

Nivolumab 用於曾經接受過治療的轉移性黑色素瘤病人，是根據一個多中心的開放性臨床試驗 (CA209037)。試驗收錄的病人為接受 ipilimumab 與 BRAF 抑制劑 (若為 BRAF V600 突變陽性) 期間或之後出現疾病惡化者。試驗以 2:1 的方式隨機分配病人，共有 272 位病人接受每 2 週靜脈輸注一次 nivolumab 3 mg/kg；133 位病人則接受化學治療。試驗分析了至少追蹤 6 個月的前 120 名病人進行療效評估，得到接受 nivolumab 治療者的客觀反應率為 32%，而不論病人有無罹患 BRAF V600 突變陽性黑色素瘤，都能觀察到客觀反應，整體存活期中位數持續時間為 15.7 個月。

Nivolumab 用於轉移性非小細胞肺癌之後線治療，是根據一個第三期、隨機分配之開放性臨床試驗 (CA209078)，此試驗收錄先前接受一次含鉑雙重化學治療期間或之後曾出現疾病惡化之局部晚期或轉移性鱗狀及非鱗狀非小細胞肺癌病人，並排除具有 EGFR 或 ALK 基因突變者。共納入 504 名病人並以 2:1 比例隨機分配，分別給予每 2 週一次 nivolumab 3 mg/kg 或是每 3 週一次 docetaxel 75 mg/m^2。最短追蹤時間為 8.8 個月。結果顯示 nivolumab 組的客觀反應率為 17%，無惡化存活期中位數為 2.8 個月，其整體存活期中位數為 12 個月。

Nivolumab 用於典型何杰金氏淋巴癌病人，是根據一個單組的第二期臨床試驗 (CA209205)，試驗收錄的病人皆接受過自體 HSCT 移植失敗，共有 243 名病人。之後試驗再依照使用 Brentuximab vedotin (BV) 的用藥史再區分為 3 個族群：族群 A 為未使用過 BV 者，有 63 人；族群 B 為在自體 HSCT 之後使用過 BV 者，有 80 人；族群 C 為在在自體 HSCT 前或後也有使用 BV 者，有 100 人。追蹤時間中位數為 18 個月。在族群 A、B、C，無惡化存活期中位數分別為 18.3、14.7、11.9 個月，

一年內整體存活率分別為 93%、95%、90%，整體客觀反應率為 69%，各族群則是介於 65%-73% 之間。

Nivolumab 用於局部晚期或轉移性泌尿道上皮癌病人，是根據一項多中心、單組的第二期臨床試驗 (CA209275)，該試驗納入 270 名接受含鉑化療期間或之後疾病惡化、或在先導性 / 輔助性含鉑化療治療 12 個月內疾病惡化者，病人每 2 週給予一次 nivolumab 3 mg/kg。追蹤時間中位數為 7 個月，所有病人的客觀反應率為 19.6%，PD-L1 表現量 <1% 的次族群為 16.1%，PD-L1 表現量 >1% 的次族群為 23.8%，PD-L1 表現量 >5% 的次族群為 28.4%。

Nivolumab 用於頭頸部鱗狀細胞癌病人，是根據一項活性對照、開放性第三期臨床試驗 (CA209141)，該試驗納入轉移或復發且於先前曾接受一種含鉑藥物治療期間或治療 6 個月內惡化之頭頸部鱗狀細胞癌病人，共 361 位病人。試驗中，病人隨機分配 (2:1) 給予 nivolumab 3 mg/kg 或是其他化療用藥方案。分析結果除了全球族群之外，也有亞洲族群的的分析：(1) nivolumab 組的整體存活期為 12.1 個月，1 年內整體存活率為 50%，2 年內整體存活率為 22.7%；(2) 無惡化存活期為 1.9 個月，1 年與 2 年內的無惡化存活率皆為 12.7%。

Nivolumab 用於胃癌，第一線併用化療藥物用於過去未曾接受過治療的患者，是根據一項隨機、多中心、開放性的第三期臨床試驗 (CA209649)。該試驗收錄先前未曾接受治療的晚期或轉移性胃癌、胃食道癌或食道腺癌病人，並排除已知 HER2 陽性，或有未經治療中樞神經系統轉移的病人。病人隨機分組接受兩種療法：(1) nivolumab (360 mg Q3W 或 240 mg Q2W) 併用化療 (XELOX 或 FOLFOX)，共 473 人；(2) 單用化療，共 482 人。結果顯示 nivolumab 併用化療組，全體的整體存活率為 55%，無惡化存活率為 33%；PD-L1 CPS ≧ 5 族群的整體存活率為 57%，無惡化存活率為 36%；PD-L1 CPS ≧ 1 族群的整體存活率為 56%，無惡化存活率為 34%。

Nivolumab 用於胃癌後線治療，則是根據一項第三期全球性試驗 (ONO-4538-12)，該試驗收錄患有無法切除的晚期或復發性胃癌且對標準治療有抗藥性或無法耐受的 493 名病人，其中 330 位病人接受 nivolumab 治療，給予 nivolumab 3 mg/kg 每 2 週一次之靜脈輸注。Nivolumab 治療組整體存活期中位數為 5.26 個月，12 個月內的整體死亡率為 26.2%。

Nivolumab 用於晚期腎細胞癌的患者，可根據一項多中心的第二期臨床試驗 (TITAN-RCC)，該試驗收錄病理上呈現亮細胞癌之患者，其中曾接受過治療的患者有 98 人。病人在試驗中先接受每兩週一次的 nivolumab 240 mg，共 16 週；若是病情有惡化，則再每三週一次給予兩劑的 nivolumab 3 mg/kg 加 ipilimumab 1 mg/kg。對於曾接受過治療的族群，追蹤時間中位數為 31 個月，整體存活期中位數 33.7 個月，無惡化存活期中位數為 3.7 個月，其中對於第一次 nivolumab 使用即有反應的 20 位病人，其無惡化存活期中位數為 23.2 個月。

Nivolumab 用於晚期肝細胞癌治療，是根據一項開放性、多中心的第 1/2 期臨床試驗 (CA209040)，該試驗收錄接受 sorafenib 後疾病惡化或無法耐受 sorafenib 的肝細胞癌病人，而且組織學確認肝

細胞癌，及 Child-Pugh A class，共 148 位病人。該試驗將病人分為三組，各組皆使用 nivolumab 併用 ipilimumab 的治療，但劑量與頻次不同：A 組先以每三週一次給予 nivolumab 1 mg/kg 併用 ipilimumab 3 mg/kg 共四劑，隨後改每兩週一次給予 nivolumab 240 mg；b 組先以每三週一次給予 nivolumab 3 mg/kg 併用 ipilimumab 1 mg/kg 共四劑，隨後改每兩週一次給予 nivolumab 240 mg；C 組則每兩週一次給予 nivolumab 3 mg/kg 併用每六週給予一次 ipilimumab 1 mg/kg。治療結果追蹤至少 28 個月：(1) 整體存活期：A 組為 22.8 個月；B 組為 12.5 個月；C 組為 12.7 個月；(2) 客觀反應率：A 組為 32%；B 組為 27%；C 組為 29%。此適應症為經由此臨床實證提供之客觀反應率及反應持續時間獲得加速核准，後續仍須執行確認性試驗 (confirmatory trial) 以確立其臨床效益。

Nivolumab 用於食道鱗狀細胞癌患者，是根據一項多中心、開放性的第三期全球性試驗 (ONO-4538-24)，該試驗收錄接受併用化療 (包含 Fluoropyrimidine 及含鉑藥物) 後有抗藥性或無法耐受的 419 名病人，其中 210 位病人接受 nivolumab 治療，給予每 2 週靜脈輸注 nivolumab 240 mg 一次；其餘病人則是接受化療治療。Nivolumab 治療組的治療追蹤期中位數 10.5 個月，客觀反應率為 19%，6 個月內無惡化存活率為 24%，12 個月無惡化存活率為 12%。而在追蹤 17.6 個月時，nivolumab 治療組整體存活期為 10.9 個月。

Nivolumab 用於惡性肋膜間皮瘤第一線治療，是根據一項隨機分配的開放性第三期臨床試驗 (CA209743)，試驗收錄先前未曾接受治療患有手術無法切除的惡性肋膜間皮瘤病人，共 605 位。病人依 1:1 隨機分配，給予 (1) 每 2 週一次 nivolumab 3 mg/kg 併用每 6 週一次 ipilimumab 1 mg/kg；(2) 每 3 週一次 cisplatin 75 mg/m^2 和 pemetrexed 500 mg/m^2，或 carboplatin 5 AUC 和 pemetrexed 500 mg/m^2。試驗治療持續最多 2 年或直到疾病惡化，或者出現無法接受的毒性為止。結果顯示，nivolumab 併用 ipilimumab 組的無惡化存活期 6.8 個月，整體存活期 18.1 個月，2 年內整體存活率為 41%。其中，具非上皮樣組織學的次族群病人，在 nivolumab 與 ipilimumab 併用治療組之整體存活期為 16.9 個月。

Avelumab：

Avelumab 用於一線治療失敗之轉移性默克細胞癌 (MCC) 病人，是根據一項單組、多中心的臨床試驗 (EMR100070-003)，該試驗依收錄 88 位病人為組織學確診為轉移性 MCC 的病人，在遠端轉移疾病的化療期間或治療後疾病惡化，預期壽命 3 個月以上。病人在試驗中每兩週一次使用 avelumab 10 mg/kg。經過至少 18 個月的追蹤 (治療期中位數為 17 週)，結果分析顯示病人的客觀反應率為 29%，無惡化存活期為 2.7 個月。

Avelumab 用於無法手術切除局部晚期 (stage Ⅲ) 或轉移性泌尿上皮癌之維持療法，是根據一項隨機分配、多中心、開放性的臨床試驗 (B9991001)，該試驗收錄 700 名無法手術切除的局部晚期或轉移性泌尿道上皮癌，且在第一線化療 (4 個至 6 個含鉑誘導化療的療程) 後病情未惡化的病人。病人依 1:1 比例隨機分配至每兩週一次給予 avelumab 10 mg/kg 併用最佳支持照護 (BSC)，或是單獨接

受 BSC。追蹤治療一年，對於 avelumab 治療組，整體存活期為 21.4 個月，無惡化存活期為 3.7 個月；其中 PD-L1 陽性的次族群，其整體存活率為 79.1%，無惡化存活期為 5.7 個月。

臨床使用注意事項

由於此類藥品壓制自體免疫系統抑制機制，應注意病人在治療期間或療程結束後可能會出現免疫媒介性不良反應，少數病人則可能出現嚴重和致命的免疫媒介性不良反應，因此治療期間或治療結束後需定期評估身體數值，並依嚴重程度暫時停止或永久停用藥物。

Pembrolizumab：

Pembrolizumab 的常用劑量為每次 200 mg，每 3 週一次，每次以靜脈輸注 30 分鐘；或於黑色素瘤或非小細胞肺癌患者，建議劑量依體重計算 2 mg/kg 計算，每 3 週一次，每次以靜脈輸注 30 分鐘，當發生無法接受之不良反應或 24 個月內沒有出現疾病惡化則予以停藥。

在開始 pembrolizumab 治療時，應考慮是否使用等效 prednisone 10 mg 避免免疫媒介性不良反應。需注意 pembrolizumab 在治療多發性骨髓瘤病人，應避免併用 thalidomide 類藥物，以免提升死亡風險。

Pembrolizumab 可能會穿越胎盤影響胎兒發育及流產機率，應將藥物對胎兒的潛在風險告知病人，同時治療期間應採取有效的避孕措施，且在最後一劑服用藥物之後應繼續避孕及哺乳至少 4 個月。

Atezolizumab：

Atezolizumab 的單獨使用及合併使用之常用劑量皆為每次 1200 mg，每 3 週一次，每次以靜脈輸注 60 分鐘。若患者可接受第一次輸注，後續輸注可縮短為 30 分鐘。

在開始 atezolizumab 治療時，應考慮是否使用等效 10 mg 的 prednisone 避免免疫媒介性不良反應。

Atezolizumab 可能會穿越胎盤影響胎兒發育及流產機率，應將藥物對胎兒的潛在風險告知病人，同時治療期間應採取有效的避孕措施，且在最後一劑服用藥物之後應繼續避孕及哺乳至少 5 個月。

Nivolumab：

Nivolumab 有多種常用劑量，單獨使用時常用劑量包括每兩週一次，一次 240 mg 與每四週一次，一次 480 mg，另外也可以依據病人體重計算 —3 mg/kg，頻次為每兩週一次。

用於有生育能力的女性患者時，因為 nivolumab 可能會對胎兒造成傷害，患者在服用藥物期間進行有效的避孕措施，且在最後一次服用藥物之後亦應繼續避孕至少 5 個月。

Avelumab：

Avelumab 的常用劑量為 10 mg/kg，每兩週一次併輸注 60 分鐘。在使用最初四次 avelumab 時，輸注前必須給予抗組織胺和 paracetamol 做為前置用藥預防輸注反應。

依據仿單，用於具有生育能力的女性時，建議於在接受治療期間與直到使用最後一劑藥物之後的至少 1 個月內，進行有效避孕措施。

臨床常見副作用

Pembrolizumab：

Pembrolizumab 常見的副作用，主要以高血糖 (38%-59%)、三酸甘油脂血症 (33%-44%)、白血球減少症 (31%-35%) 及低血鈉症 (28%-37%) 為主。其他嚴重不良反應也包含心臟毒性、結腸炎、肝炎及腎炎等，其中肺炎及嚴重皮膚毒性都曾出現死亡案例。因此治療過程中，需定期監測全血球數值、肝腎功能、內分泌功能及皮膚等身體數值，一旦疑似出現上述不良反應，應依據不良反應的嚴重程度，考慮停止或暫時停止 pembrolizumab 投予，並適當給予皮質類固醇。

Atezolizumab：

Atezolizumab 常見的副作用，主要以血球症狀 (貧血 67%-69%、低白蛋白血症 48%、淋巴球減少症 47%-49%)、低血鈉症 (42%-44%)、神經症狀 (乏力：44%、疲倦：52%)、肝功能指數上升 (ALT：27%-38%、ALP：39%-46%、AST：31%-36%) 及腎臟肌酸酐上升 (23%-31%) 為主。因此治療過程中，需定期監測全血球數值、肝腎功能、內分泌功能及皮膚等身體數值，一旦疑似出現上述不良反應，應依據不良反應的嚴重程度，考慮停止或暫時停止 atezolizumab 投予，並適當給予皮質類固醇。

Nivolumab：

Nivolumab 常見的副作用，包括疲勞無力 (≤59%) 與高血糖 (46%)。其他副作用如免疫媒介性不良反應，雖然發生率不高但是引起的症狀需要密切注意，包括肺炎、結腸炎、肝炎、皮膚不良反應、內分泌病變、腎炎和腎功能不全、心血管疾病與腦炎。因此服用藥物時需追蹤病人感染情形、心血管功能等等，並定期監測血糖以及全血球數。

Avelumab：

Avelumab 常見的副作用，包括疲勞乏力 (47%)、肝指數 AST 上升 (31%)，與血球變化，如紅血球減少 (40%)、淋巴球低下 (51%)。因此治療過程中，需要定期監測肝腎功能、全血球數和其他免疫相關不良反應。

參考文獻

1. 最新版藥品給付規定內容(分章節)，第九節抗癌瘤藥物(113.04.22更新)

2. Robert C, Schachter J, Long GV et al. KEYNOTE-006 investigators. Pembrolizumab versus Ipilimumab in Advanced Melanoma. N Engl J Med. 2015 Jun 25;372(26):2521-32.

3. Armand P, Zinzani PL, Lee HJ, Johnson NA et al. Five-year follow-up of KEYNOTE-087: pembrolizumab monotherapy for relapsed/refractory classical Hodgkin lymphoma. Blood. 2023 Sep 7;142(10):878-886.

4. Reck M, Rodríguez-Abreu D, Robinson AG, et al. KEYNOTE-024 Investigators. Pembrolizumab versus Chemotherapy for PD-L1-Positive Non-Small-Cell Lung Cancer. N Engl J Med. 2016 Nov 10;375(19):1823-1833.

5. Langer CJ, Gadgeel SM, Borghaei H et al. KEYNOTE-021 investigators. Carboplatin and pemetrexed with or without pembrolizumab for advanced, non-squamous non-small-cell lung cancer: a randomised, phase 2 cohort of the open-label KEYNOTE-021 study. Lancet Oncol. 2016 Nov;17(11):1497-1508.

6. Herbst RS, Baas P, Kim DW et al. Pembrolizumab versus docetaxel for previously treated, PD-L1-positive, advanced non-small-cell lung cancer (KEYNOTE-010): a randomised controlled trial. Lancet. 2016 Apr 9;387(10027):1540-1550.

7. Bellmunt J, de Wit R, Vaughn DJ, et al. KEYNOTE-045 Investigators. Pembrolizumab as Second-Line Therapy for Advanced Urothelial Carcinoma. N Engl J Med. 2017 Mar 16;376(11):1015-1026.

8. Burtness B, Harrington KJ, Greil R et al. KEYNOTE-048 Investigators. Pembrolizumab alone or with chemotherapy versus cetuximab with chemotherapy for recurrent or metastatic squamous cell carcinoma of the head and neck (KEYNOTE-048): a randomised, open-label, phase 3 study. Lancet. 2019 Nov 23;394(10212):1915-1928.

9. Fuchs CS, Doi T, Jang RW et al. Safety and Efficacy of Pembrolizumab Monotherapy in Patients With Previously Treated Advanced Gastric and Gastroesophageal Junction Cancer: Phase 2 Clinical KEYNOTE-059 Trial. JAMA Oncol. 2018 May 10;4(5):e180013.

10. Herbst RS, Giaccone G, de Marinis F et al. Atezolizumab for First-Line Treatment of PD-L1-Selected Patients with NSCLC. N Engl J Med. 2020 Oct 1;383(14):1328-1339.

11. Rittmeyer A, Barlesi F, Waterkamp D et al. OAK Study Group. Atezolizumab versus docetaxel in patients with previously treated non-small-cell lung cancer (OAK): a phase 3, open-label, multicentre randomised controlled trial. Lancet. 2017 Jan 21;389(10066):255-265.

12. Fehrenbacher L, Spira A, Ballinger M et al. POPLAR Study Group. Atezolizumab versus docetaxel for patients with previously treated non-small-cell lung cancer (POPLAR): a multicentre, open-label, phase 2 randomised controlled trial. Lancet. 2016 Apr 30;387(10030):1837-46.

13. Balar AV, Galsky MD, Rosenberg JE et al. IMvigor210 Study Group. Atezolizumab as first-line treatment in cisplatin-ineligible patients with locally advanced and metastatic urothelial carcinoma: a single-arm, multicentre, phase 2 trial. Lancet. 2017 Jan 7;389(10064):67-76.

14. Rosenberg JE, Hoffman-Censits J, Powles T et al. Atezolizumab in patients with locally advanced and metastatic urothelial carcinoma who have progressed following treatment with platinum-based chemotherapy: a single-arm, multicentre, phase 2 trial. Lancet. 2016 May 7;387(10031):1909-20.

15. Finn RS, Qin S, Ikeda M et al. IMbrave150 Investigators. Atezolizumab plus Bevacizumab in Unresectable Hepatocellular Carcinoma. N Engl J Med. 2020 May 14;382(20):1894-1905.

16. Horn L, Mansfield AS, Szczęsna A et al. IMpower133 Study Group. First-Line Atezolizumab plus Chemotherapy in Extensive-Stage Small-Cell Lung Cancer. N Engl J Med. 2018 Dec 6;379(23):2220-2229.

17. Ribas A, Puzanov I, Dummer R et al. Pembrolizumab versus investigator-choice chemotherapy for ipilimumab-refractory melanoma (KEYNOTE-002): a randomised, controlled, phase 2 trial. Lancet Oncol. 2015 Aug;16(8):908-18. doi: 10.1016/S1470-2045(15)00083-2. Epub 2015 Jun 23. PMID: 26115796; PMCID: PMC9004487.

18. Balar AV, Castellano D, O'Donnell PH, et al. First-line pembrolizumab in cisplatin-ineligible patients with locally advanced and unresectable or metastatic urothelial cancer (KEYNOTE-052): a multicentre, single-arm, phase 2 study. Lancet Oncol. 2017 Nov;18(11):1483-1492.

19. 吉舒達注射劑 (Keytruda Injection) 藥品仿單（版本日期 2024-10-16）

20. 癌自禦注射劑 (Tecentriq) 藥品仿單（版本日期 2024-09-05）

21. 保疾伏 (OPDIVO (nivolumab) Injection 10mg/mL) 藥品仿單（版本日期 2023-03-22）

22. 百穩益注射劑 20 毫克/毫升 (Bavencio 20mg/mL Concentrate for Solution for Infusion) 藥品仿單（版本日期 2023-03-07）

23. Krackhardt AM, Horak C, Lambert A, et al. Nivolumab versus chemotherapy in patients with advanced melanoma who progressed after anti-CTLA-4 treatment (CheckMate 037): a randomised, controlled, open-label, phase 3 trial. Lancet Oncol. 2015 Apr;16(4):375-84.

24. Wu YL, Lu S, Cheng Y, et al. Nivolumab Versus Docetaxel in a Predominantly Chinese Patient Population With Previously Treated Advanced NSCLC: CheckMate 078 Randomized Phase III Clinical

Trial. J Thorac Oncol. 2019 May;14(5):867-875.

25. Armand P, Engert A, Younes A, et al. Nivolumab for Relapsed/Refractory Classic Hodgkin Lymphoma After Failure of Autologous Hematopoietic Cell Transplantation: Extended Follow-Up of the Multicohort Single-Arm Phase II CheckMate 205 Trial. J Clin Oncol. 2018 May 10;36(14):1428-1439.

26. Sharma P, Retz M, Siefker-Radtke A, et al. Nivolumab in metastatic urothelial carcinoma after platinum therapy (CheckMate 275): a multicentre, single-arm, phase 2 trial. Lancet Oncol. 2017 Mar;18(3):312-322.

27. Harrington KJ, Ferris RL, Blumenschein G Jr, et al. Nivolumab versus standard, single-agent therapy of investigator's choice in recurrent or metastatic squamous cell carcinoma of the head and neck (CheckMate 141): health-related quality-of-life results from a randomised, phase 3 trial. Lancet Oncol. 2017 Aug;18(8):1104-1115.

28. Janjigian YY, Shitara K, Moehler M, et al. First-line nivolumab plus chemotherapy versus chemotherapy alone for advanced gastric, gastro-oesophageal junction, and oesophageal adenocarcinoma (CheckMate 649): a randomised, open-label, phase 3 trial. Lancet. 2021 Jul 3;398(10294):27-40.

29. Kang YK, Boku N, Satoh T, et al. Nivolumab in patients with advanced gastric or gastro-oesophageal junction cancer refractory to, or intolerant of, at least two previous chemotherapy regimens (ONO-4538-12, ATTRACTION-2): a randomised, double-blind, placebo-controlled, phase 3 trial. Lancet. 2017 Dec 2;390(10111):2461-2471.

30. Grimm MO, Esteban E, Barthélémy P, et al. Tailored immunotherapy approach with nivolumab with or without nivolumab plus ipilimumab as immunotherapeutic boost in patients with metastatic renal cell carcinoma (TITAN-RCC): a multicentre, single-arm, phase 2 trial. Lancet Oncol. 2023 Nov;24(11):1252-1265.

31. Yau T, Kang YK, Kim TY, et al. Efficacy and Safety of Nivolumab Plus Ipilimumab in Patients With Advanced Hepatocellular Carcinoma Previously Treated With Sorafenib: The CheckMate 040 Randomized Clinical Trial. JAMA Oncol. 2020 Nov 1;6(11):e204564.

32. Kato K, Cho BC, Takahashi M, et al. Nivolumab versus chemotherapy in patients with advanced oesophageal squamous cell carcinoma refractory or intolerant to previous chemotherapy (ATTRACTION-3): a multicentre, randomised, open-label, phase 3 trial. Lancet Oncol. 2019 Nov;20(11):1506-1517.

33. Baas P, Scherpereel A, Nowak AK, et al. First-line nivolumab plus ipilimumab in unresectable malignant pleural mesothelioma (CheckMate 743): a multicentre, randomised, open-label, phase 3 trial. Lancet.

2021 Jan 30;397(10272):375-386.
34. D'Angelo SP, Lebbé C, Mortier L, et al. First-line avelumab in a cohort of 116 patients with metastatic Merkel cell carcinoma (JAVELIN Merkel 200): primary and biomarker analyses of a phase II study. J Immunother Cancer. 2021 Jul;9(7):e002646.
35. Powles T, Park SH, Voog E, et al. Avelumab Maintenance Therapy for Advanced or Metastatic Urothelial Carcinoma. N Engl J Med. 2020 Sep 24;383(13):1218-1230.
36. 圖片來源：Created in BioRender. Chou, S. (2025) https://BioRender.com/y09p123

致 謝

感謝台北病理中心顧文輝執行長撰寫基因檢測，感謝張偉嶠教授及蔡宜珊藥師、郭俊男藥師的審閱。

表一、臨床試驗資料摘要

適應症	研究對象	對照的治療方式	主要研究結果	參考文獻
Pembrolizumab				
轉移性黑色素瘤	未曾使用 Ipilimumab 治療或不曾使用全身性療法之病人	(1) Pembrolizumab 10 mg/kg Q2W (2) Pembrolizumab 10 mg/kg Q3W (3) Ipilimumab 3 mg/kg Q3W	從 (1)~(3) 敘述 **ORR:** 33.7%、32.9%、11.9% **PFS(month):** 5.5、4.1、2.8 **12- month OS:** 74.1%、68.4%、58.2%	2
典型何杰金氏淋巴癌	復發性或頑固性之病人，不考慮是否接受過 ASCT 或 BV	無	**ORR:** 71.4% **Treatment-related adverse events:** 72.9%	3

適應症	研究對象	對照的治療方式	主要研究結果	參考文獻
Pembrolizumab					
第一線非小細胞肺癌（單獨使用）	TPS≥50%，且不曾針對非小細胞肺癌使用全身性療法之病人	下列其中之一化療藥物 carboplatin with pemetrexed, cisplatin with pemetrexed, carboplatin with gemcitabine, cisplatin with gemcitabine, carboplatin plus paclitaxel	**PFS(month):** 10.3 **ORR:** 44.8% **6-month OS:** 80.2%	4
第二線、第三線非小細胞肺癌（單獨使用）	TPS≥1%，已使用過化學治療或 EGFR 或 ALK 抑制劑治療失敗之病人	(1)Pembrolizumab 2 mg/kg Q3W (2)Pembrolizumab 10 mg/kg Q3W (3)Docetaxel	**TPS ≥ 50% 族群：** **PFS(month):** 5.0 **OS(month):** 14.9	5
非小細胞肺癌（合併化療）	收入任何 PD-L1 表現，且未曾使用任何全身性療法之病人	Pemetrexed with carboplatin	**ORR:** 55% **PFS(month):** 13.0	6
第一線泌尿道上皮癌	不適合使用 cisplatin 化療治療之晚期或轉移性病人	無	**CPS ≥ 10%:** **ORR:** 39% **1% ≤ CPS ≤ 10%:** **ORR:** 20% **CPS≤1%:** **ORR:** 11%	18
第二線泌尿道上皮癌	曾使用含鉑化學治療出現疾病惡化現象之局部晚期或轉移性病人	Paclitaxel、docetaxel 或 vinflunine	**CPS ≥ 10% 族群** **OS(month):** 8.0 **PFS:** 無顯著差距，P= 0.24 **整體族群** **OS(month):** 10.3 **PFS(month):** 2.1	7

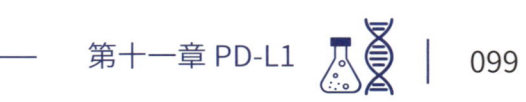

適應症	研究對象	對照的治療方式	主要研究結果	參考文獻
Pembrolizumab				
頭頸部鱗狀細胞癌	復發性及/或轉移性，或在使用含鉑化療藥物進行各種治療出現惡化之病人	(1) Pembrolizumab 200 mg Q3W (2) Pembrolizumab 200 mg plus platinum and 5-FU Q3W (3) 每週開始劑量 400 mg/m^2，之後 250 mg/m^2 cetuximab	單獨使用組與 Cetuximab 組比較 **整體族群** **OS(month):** 11.6、10.7 **CPS≥20** OS(month): 14.9、11.0 **CPS≥20,** PFS(month):3.4、5.0	8
胃癌	先前至少接受過 2 種以上含鉑與 fluoropyrimidine 雙藥療法之病人	無	**整體族群** **ORR:** 11.6% **PD-L1 陽性** **ORR:** 15.5% **PD-L1 陰性** **ORR:** 6.4%	9
Atezolizumab				
第一線非小細胞肺癌	未接受過化學治療且腫瘤 PD-L1 表現 ≥1% 轉移性非小細胞肺癌之病人	持續四至六週期 cisplatin 75 mg/m^2 合併 pemetrexed 500 mg/m^2 或 carboplatin AUC 6 合併 pemetrexed 500 mg/m^2	**TC ≥ 50% 或 IC ≥ 10% 族群** **ORR:** 68.3% **OS(month):** 20.2 **PFS(month):** 8.1	10
第二線非小細胞肺癌	使用至少一種含鉑化學治療藥物失敗的病人	75 mg/m^2 docetaxel Q3W	**IC ≥ 5% 族群** **ORR:** 18% **OS(month):** 15.7 **PFS(month):** 2.8 **DoR(month):** 16.0	11

適應症	研究對象	對照的治療方式	主要研究結果	參考文獻
Atezolizumab					
第一線泌尿道上皮癌病人	先前無治療的轉移性病人	無	**整體族群** **ORR:** 14.8% **OS(month):** 7.9 **PFS(month):** 2.1 **IC ≥ 5% 族群** **ORR:** 28.1% **OS(month):** 19.1 **PFS(month):** 4.1	13
第二線泌尿道上皮癌病人	至少使用過一種含鉑化療治療失敗的病人	無	**整體族群** **ORR:** 15% **OS(month):** 15.9 **PFS(month):** 2.7 **IC ≥ 5% 族群** **ORR:** 26% **OS(month):** 19.1 **PFS(month):** 11.4	14
第一線晚期肝細胞癌 (合併 Bevacizumab)	未接受過全身性治療之局部轉移或無法切除的病人	Sorafenib 400 mg BID	**ORR:** 27.3% **6 month-OS:** 84.8% **PFS(month):** 6.8	15
小細胞肺癌	先前未接受過治療的擴散期病人	安慰劑	與對照組比較 **ORR:** 60.2%、64.4% **OS(month):** 12.3、10.3 **1 year-OS:** 51.7%、38.2% **PFS(month):** 5.2、4.3	16
Nivolumab					
轉移性黑色素瘤	接受 ipilimumab 與 BRAF 抑制劑 (若為 BRAF V600 突變陽性) 期間或之後出現疾病惡化者	化學治療： 每三週一次 dacarbazine 1000 mg/m² 或 每三週一次 paclitaxel 175 mg/m² 併用 carboplatin AUC 6。	(1) 客觀反應率 (ORR) 為 32%。 (2) 整體存活期 (OS) 為 15.7 個月。	23

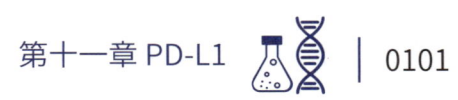

適應症	研究對象	對照的治療方式	主要研究結果	參考文獻
Nivolumab			
轉移性非小細胞肺癌	接受含鉑雙重化學治療期間或之後曾出現疾病惡化病人，並排除具有 EGFR 或 ALK 基因突變者	每 3 週一次 docetaxel 75 mg/m^2	(1) ORR 為 17%。 (2) 無惡化存活期 (PFS) 為 2.8 個月 (3) OS 為 12 個月。	24
典型何杰金氏淋巴癌	曾接受過自體 HSCT 移植失敗者	無	未使用過 BV 者： (1) PFS 為 18.3 個月。 (2) 一年內 OS 率為 93%。 HSCT 後使用過 BV 者： (1) PFS 為 14.7 個月。 (2) 一年內 OS 率為 95%。 未使用過 BV 者： (1) PFS 為 11.9 個月。 (2) 一年內 OS 率為 90%。 整體 ORR 為 69%，各族群則是介於 65%-73% 之間。	25
局部晚期或轉移性泌尿道上皮癌	接受含鉑化療期間或之後惡化、或先導性/輔助性含鉑化療治療 12 個月內疾病惡化者	無	ORR (1) 全體為 19.6% (2) PD-L1 表現量 <1% 的次族群為 16.1% (3) PD-L1 表現量 >1% 的次族群為 23.8% (4) PD-L1 表現量 >5% 的次族群為 28.4%。	26

適應症	研究對象	對照的治療方式	主要研究結果	參考文獻
Nivolumab					
頭頸部鱗狀胞癌	轉移或復發且於先前曾接受一種含鉑藥物治療期間或治療 6 個月內惡化之頭頸部鱗狀細胞癌病人	三種化療用藥方案： (1) 給予 cetuximab 起始劑量 400 mg/m² 後，接著每週 250 mg/m² 給予 (2) Methotrexate 每週給予 40 - 60 mg/m² (3) 每週給予 docetaxel 30 - 40 mg/m²。	在亞洲族群： (1) OS 為 12.1 個月，1 年內 OS 率為 50%，2 年內 OS 率為 22.7% (2) PFS 為 1.9 個月，1 年與 2 年內的 PFS 率皆為 12.7%	27
第一線併用化療藥物用於過去未曾接受過治療的胃癌	未曾接受治療的晚期或轉移性胃癌、胃食道癌或食道腺癌病人，並排除已知 HER2 陽性，或有未經治療中樞神經系統轉移者	單用化療： (1) XELOX: capecitabine 1000 mg/m² BID, days 1–14 和 oxaliplatin 130 mg/m², day 1, Q3W] (2) FOLFOX: leucovorin 400 mg/m², day1、fluorouracil 400 mg/m², day 1 和 1200 mg/m², days 1–2、oxaliplatin 85 mg/m², day 1, Q2W	Nivolumab 併用化療組，12 個月內 — 全體： (1) OS 率為 55% (2) PFS 率為 33% PD-L1 CPS ≧ 5 族群： (1) OS 率為 57% (2) PFS 率為 36% PD-L1 CPS ≧ 1 族群： (1) OS 率為 56% (2) PFS 率為 34%	28
胃癌後線治療	患有無法切除的晚期或復發性胃癌且對標準治療有抗藥性或無法耐受者	安慰劑	(1) OS 為 5.26 個月 (2) 12 個月內的死亡率為 26.2%	29
晚期腎細胞癌	病理上呈現亮細胞癌之晚期腎細胞癌患者	無	曾經接受過治療的族群： (1) OS 為 33.7 個月 (2) PFS 為 23.2 個月	30

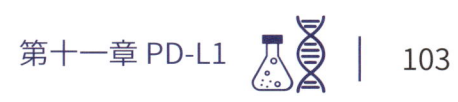

適應症	研究對象	對照的治療方式	主要研究結果	參考文獻
\multicolumn{5}{c}{Nivolumab}					
晚期肝細胞癌	接受 sorafenib 後疾病惡化或無法耐受 sorafenib 的肝細胞癌病人，而且組織學確認肝細胞癌，及 Child-Pugh A class 者	無，但依不同 nivolumab 併用 ipilimumab 劑量分組比較。	(1)OS: 　A 組為 22.8 個月； 　B 組為 12.5 個月； 　C 組為 12.7 個月。 (2) ORR: 　A 組為 32%； 　B 組為 27%； 　C 組為 29%。	31
食道鱗狀細胞癌	接受併用化療(包含 Fluoropyrimidine 及含鉑藥物)後有抗藥性或無法耐受者	兩種化學治療併用： (1)Paclitaxel 100 mg/m^2 QW，持續六週，隨後休息一週，一個循環共七週 (2) Docetaxel at 75 mg/m^2 Q3W	(1) ORR 為 19% (2) 6 個月內 PFS 率為 24%，12 個月 PFS 率為 12% (3) OS 為 10.9 個月	32
惡性肋膜間皮瘤第一線治療	先前未曾接受治療患有手術無法切除的惡性肋膜間皮瘤病人	每 3 週一次 cisplatin 75 mg/m^2 和 pemetrexed 500 mg/m^2，或 carboplatin 5 AUC 和 pemetrexed 500 mg/m^2	(1) PFS 為 6.8 個月 (2) OS 為 18.1 個月，2 年內 OS 率為 41% (3) 具非上皮樣組織學的次族群： 　OS 為 16.9 個月	33
\multicolumn{5}{c}{Avelumab}					
一線治療失敗之轉移性默克細胞癌(MCC)	轉移性 MCC 的病人，在遠端轉移疾病的化療期間或治療後疾病惡化，預期壽命 3 個月以上	無	(1) ORR 為 29% (2) PFS 為 2.7 個月	34
無法手術切除局部晚期 (stage III) 或轉移性泌尿上皮癌之維持療法	無法手術切除的局部晚期或轉移性泌尿道上皮癌，且在第一線化療 (4 個至 6 個含鉑誘導化療的療程) 後病情未惡化者	單獨使用最佳支持照護 (BSC)	全體： (1) OS 為 21.4 個月 (2) PFS 為 3.7 個月 PD-L1 陽性族群： (1) OS 率為 79.1% (2) PFS 為 5.7 個月	35

表二、臨床使用注意事項摘要

藥品學名	使用劑量	給藥注意事項	藥物/食物交互作用
Pembrolizumab	依適應證藥品使用順序、劑量有所不同 200 mg Q2W 2 mg/kg Q2W	1. 考慮對於接受 HSCT 族群之效益，過去發生致死性移植物對抗宿主疾病 (GVHD)。 2. 考慮是否給予等效 prednisone 10mg 類固醇避免不良反應。 3. 可能穿越胎盤影響胎兒發育及流產機率，建議女性患者採取有效的避孕及哺乳措施。 4. 治療期間注意肝指數、白血球等身體數值。	無
Atezolizumab	依適應證藥品使用順序、劑量有所不同 840 mg Q2W 1200 mg Q3W 1680 mg Q4W	1. 考慮是否給予等效 prednisone 10mg 類固醇避免不良反應。 2. 可能穿越胎盤影響胎兒發育及流產機率，建議女性患者採取有效的避孕及哺乳措施。 3. 治療期間注意肝指數、白血球等身體數值。	無
Nivolumab	240mg Q2W 480mg Q4W 3 mg/kg Q2W	有生育能力的女性患者有避孕需要	無
Avelumab	10 mg/kg Q2W	1. 建議生育能力的女性患者進行避孕 2. 輸注前必須給予抗組織胺和 paracetamol 做為前置用藥預防輸注反應。	無

表三、臨床常見副作用

藥品學名	常見副作用
Pembrolizumab	貧血、白血球減少症、淋巴球低下、高血糖、白蛋白濃度低下、低血鈉症、肝指數 ALP 上升、AST 上升
Atezolizumab	白蛋白濃度低下、低血鈉症、淋巴球低下、肝指數 ALP 上升、AST 上升、無力、疲勞、肌酸酐上升
Nivolumab	疲勞無力、高血糖、免疫媒介性不良反應
Avelumab	疲勞乏力、肝指數 AST 上升、紅血球減少、淋巴球低下

第十二章：RAS 基因於大腸直腸癌治療之應用

作者：郭俊男

>> 藥品成分名

Cetuximab, panitumumab

>> 作用機轉

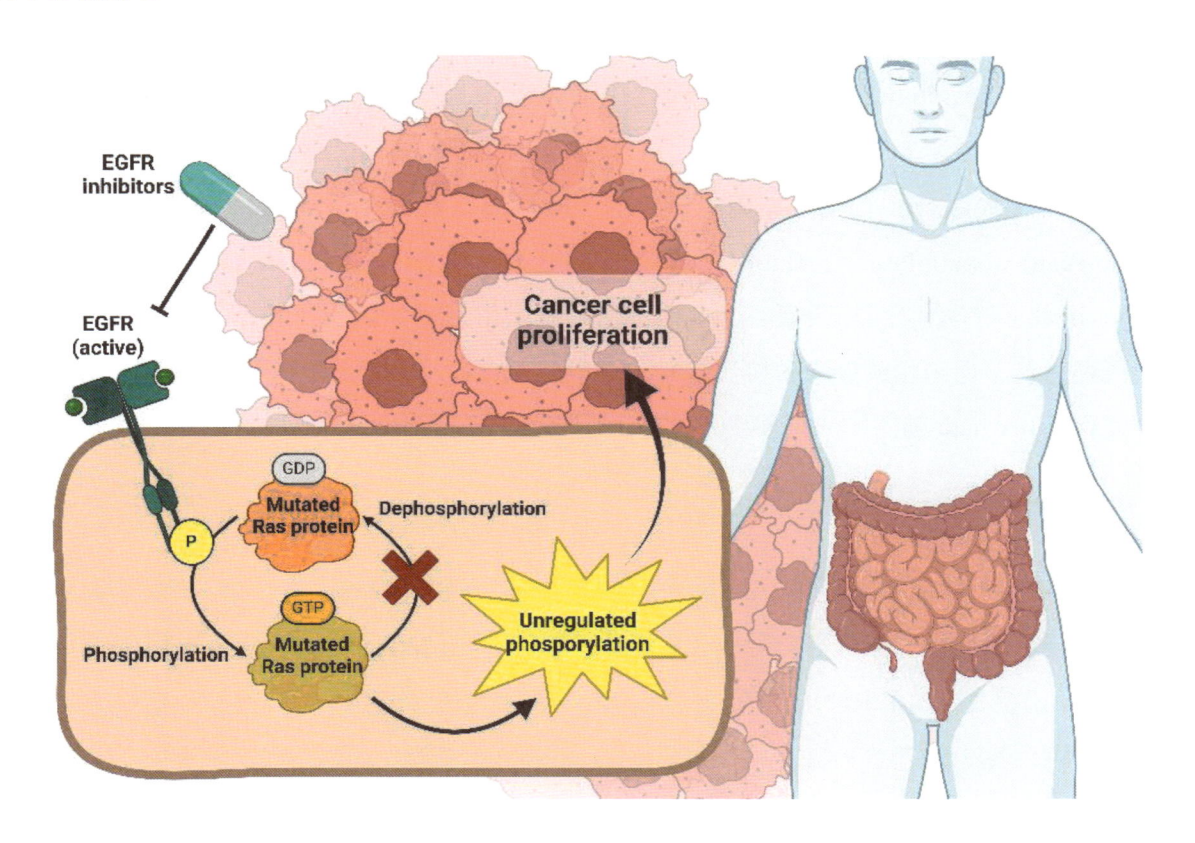

　　此類藥品為可結合於表皮生長因子受體 (epithelial growth factor receptor, EGFR) 的單株抗體。EGFR 為穿膜蛋白，當接受到對應的配體時，會啟動細胞膜內下游的訊息傳遞，因而促進細胞生長。Cetuximab 和 panitumumab 結合於 EGFR 後，可抑制 EGFR 配體結合到受體上，因此可阻斷訊息傳遞。然而，RAS 為 EGFR 下游的訊息蛋白之一，當 RAS 有突變時，則原本由 EGFR 配體啟動的訊息傳遞，將不受 EGFR 配體調控，可持續活化此訊息傳遞，導致細胞生長。因此，在有 RAS 突變的情況，此類藥品無法有效抑制 EGFR 訊息傳遞來抑制腫瘤生長，故這類 EGFR 單株抗體的藥品僅能使用於 RAS 原生型的病人。

檢測之基因

KRAS exon2, 3, 4 + NRAS exon 2, 3, 4 mutation 的特定 SNV

基因檢測之方式

這一類的突變檢測可以用定序的方法，或是使用可以辨識突變位點的特定探針的 real time PCR，或 MALDI-TOF 等多種方法。通常臨床上小切片檢體，最好用靈敏度高的檢測方法，如焦磷酸定序，qPCR，MALDI-TOF，或 NGS。若有開刀下來的大檢體，其病理切片可以經病理醫師判讀之後，利用 micro-dissection 的方式增加腫瘤細胞比例，則靈敏度較低的方法，如桑格式定序也可以用。

健保給付適應症

Cetuximab 和 panitumumab，皆被健保給付用於 RAS 原生型的轉移性大腸直腸癌患者，當用於第一線治療時，需搭配 FOLFOX（folinic acid/ 5-fluorouracil/ oxaliplatin）或 FOLFIRI（folinic acid/ 5-fluorouracil/ irinotecan）使用。當用於後線治療時，僅有 cetuximab 可與 irinotecan 搭配使用於接受過 irinotecan、oxaliplatin、5-fluorouracil 治療的病人。

Cetuximab 另有給付用於頭頸癌，包括與放射線合併治療，以及無法接受局部治療之復發或轉移性頭頸癌患者。但在頭頸癌未曾接受 cetuximab 治療的病人，絕大多數不會帶有 RAS 突變，所以此族群使用 cetuximab 前不需先行檢測 RAS 有無突變。

臨床實證

Cetuximab 用於大腸直腸癌第一線的治療效果，於以下研究中被證實。在 CRYSTAL 試驗中，納入了 1198 名未接受過治療的轉移性大腸直腸癌患者，將之隨機分派為兩組，一組接受 cetuximab + FOLFIRI，一組接受 FOLFIRI，研究的主要指標是無疾病惡化存活期。平均追蹤 30 個月後，兩組的無疾病惡化存活期分別為 8.9 個月和 8.0 個月 (hazard ratio: 0.85)，但在 RAS 原生型的族群，兩組的無疾病惡化存活期分別為 9.9 個月和 8.7 個月 (hazard ratio: 0.68)。除了無疾病惡化存活效益的增加，RAS 原生型族群的腫瘤反應率和存活時間也較高。在 COIN 試驗，納入 1630 名未接受過治療的轉移性大腸直腸癌患者，研究的主要指標是總存活時間。在其中 1316 名可取得檢體的患者中，有 57% 為 RAS 原生型。在 RAS 原生型族群，接受 cetuximab + FOLFOX 組的總存活時間及無疾病惡化時間和僅接受 FOLFOX 組相當，但有較高的腫瘤反應率 (64% vs. 57%)。

Panitumumab 用於大腸直腸癌第一線的治療效果，在 PRIME 試驗被證實。這個研究納入了 1183 名未接受過治療的轉移性大腸直腸癌患者，一組接受 panitumumab + FOLFOX，一組接受 FOLFOX。全部受試者當中，93% 受試者可取得檢體，而其中 60% 受試者為 RAS 原生型。本研究的主要指標是

無病惡化存活期。在平均追蹤 13 個月後，RAS 原生型族群中，有接受 panitumumab 者的無疾病惡化存活期較長 (9.6 個月 vs. 8.0 個月)，而在 RAS 突變族群中，panitumumab 並沒有增加治療的效。

Cetuximab 用於大腸直腸癌後線的治療效果，在 EPIC 試驗被證實。此研究收納 1298 名曾使用過 5-fluorouracil 和 oxaliplatin 治療的轉移性大腸直腸癌患者，隨機分派成兩組，一組接受 cetuximab + irinotecan，另一組僅接受 irinotecan。在此研究的主要指標總存活時間，兩組並無顯著差異 (10.7 個月 vs. 10.0 個月)，然而，併用 cetuximab 組有較長的無疾病惡化存活期 (4.0 個月 vs. 2.6 個月) 及較佳的腫瘤反應率 (16.4% vs. 4.2%)。

臨床使用注意事項

Cetuximab 的使用劑量，若為每週使用，則首次劑量為 400 mg/m^2，輸注 120 分鐘，後續療程劑量為 250 mg/m^2，輸注 60 分鐘。若為每兩週使用，則起始劑量和後續療程劑量皆為 500 mg/m^2，輸注 120 分鐘。Panitumumab 的使用劑量，為每兩週一次，每次 6 mg/kg。

Cetuximab 的輸注，不須稀釋，而 panitumumab 須稀釋於 0.9% 氯化鈉溶液，且最終稀釋濃度不能超過 10 mg/ml。

Cetuximab 和 panitumumab 皆為單株抗體，因此在輸注時須留意輸注反應。在開始輸注 cetuximab 前，需給予抗組織胺及類固醇，首次輸注時需慢速滴注，輸注速率需小於每分鐘 5 mg，後續療程的輸注時間可加快，但仍需小於每分鐘 10 mg，完成 cetuximab 輸注後，需觀察病人一小時。輸注 panitumumab 時，需搭配孔徑 0.2 或 0.22 微米的濾膜，首次輸注 panitumumab 時，應輸注超過 60 分鐘，若病人能耐受，後續療程可縮短輸注時間至 30-60 分鐘內完成。若於輸注過程發生輕度或中度輸注反應，應立即調降輸注速率 50%。

臨床常見副作用

Cetuximab 的常見副作用，以皮膚反應為主，包括痤瘡性紅疹 (87%)、皮膚脫屑 (95%)、皮疹 (95%)、皮膚乾燥 (57%)、指甲病變 (31%)。在內分泌系統方面，低血鎂是常見的反應 (55%)，因此治療過程中應定期監測血中鎂濃度。

Panitumumab 的常見副作用，也是以皮膚反應為主，包括痤瘡性紅疹 (57%)、紅斑 (66%)、紅疹 (58%)。低血鎂也是可能發生的副作用，因此也建議療程中定期監測血中鎂濃度。

Cetuximab 和 panitumumab 雖可能產生輸注反應，但在適當的前處置藥品和輸注時間控制下，發生輸注反應的比例有限，約分別為 18% 和 5%。

參考文獻

1. Van Cutsem E, Köhne CH, Hitre E, et al. Cetuximab and chemotherapy as initial treatment for metastatic colorectal cancer. N Engl J Med. 2009; 360(14): 1408-17
2. Maughan TS, Adams RA, Smith CG, et al. Addition of cetuximab to oxaliplatin-based first-line combination chemotherapy for treatment of advanced colorectal cancer: results of the randomised phase 3 MRC COIN trial. Lancet. 2011; 377(9783): 2103-14
3. Douillard JY, Siena S, Cassidy J, et al. Randomized, phase III trial of panitumumab with infusional fluorouracil, leucovorin, and oxaliplatin (FOLFOX4) versus FOLFOX4 alone as first-line treatment in patients with previously untreated metastatic colorectal cancer: the PRIME study. J Clin Oncol. 2010;28(31):4697-705
4. Sobrero AF, Maurel J, Fehrenbacher L, et al. EPIC: phase III trial of cetuximab plus irinotecan after fluoropyrimidine and oxaliplatin failure in patients with metastatic colorectal cancer. J Clin Oncol. 2008;26(14):2311-9
5. 圖片來源：Created in BioRender. Chou, S. (2025) https://BioRender.com/y09p123

致 謝

感謝台北病理中心顧文輝執行長撰寫基因檢測，感謝張偉嶠教授及趙明德藥師的審閱。

表一、臨床試驗資料摘要

藥品學名	研究對象	對照的治療方式	主要研究結果	參考文獻
Cetuximab	未曾接受治療的轉移性大腸直腸癌患者	Cetuximab + FOLFIRI vs. FOLFIRI	**全部受試者** PFS: 8.9 vs. 8.0 月 (HR 0.85) OS: 19.9 vs. 18.0 月 (HR 0.93) ORR: 46.9% vs. 38.7% **RAS 原生型** PFS: 9.9 vs. 8.7 月 (HR 0.68) OS: 24.9 vs. 21.0 月 (HR 0.84) ORR: 59.3% vs. 43.2%	1
	未曾接受治療的轉移性大腸直腸癌患者	Cetuximab + FOLFOX vs. FOLFOX	**RAS 原生型** PFS: 8.6 vs. 8.6 月 (HR 0.96) OS: 17.9 vs. 17.0 月 (HR 1.04) ORR: 64% vs. 57%	2
	曾接受 5-FU 和 oxaliplatin 治療的轉移性大腸直腸癌患者	Cetuximab + irinotecan vs. irinotecan	PFS: 4.0 vs. 2.6 月 (HR 0.69) OS: 10.7 vs. 10.0 月 (HR 0.97) ORR: 16.4% vs. 4.2%	
Panitumumab	未曾接受治療的轉移性大腸直腸癌患者	Panitumumab + FOLFOX vs. FOLFOX	**RAS 原生型** PFS: 9.6 vs. 8.0 月 (HR 0.80) OS: 23.9 vs. 19.7 月 (HR 0.83) ORR: 55% vs. 48% **RAS 突變** PFS: 7.3 vs. 8.8 月 (HR 1.29) OS: 15.5 vs. 19.3 月 (HR 1.24) ORR: 40% vs. 40%	3

表二、臨床使用注意事項摘要

藥品學名	使用劑量	給藥注意事項
Cetuximab	**每週使用** 起始劑量：400 mg/m^2 維持劑量：250 mg/m^2 **每兩週使用** 起始劑量：500 mg/m^2 維持劑量：500 mg/m^2	1. 前處置藥品：抗組織胺、類固醇 2. 輸注時間：400 或 500 mg/m^2：120 分鐘；250mg/m^2：60 分鐘 3. 不可稀釋
Panitumumab	每兩週一次，每次 6 mg/kg	1. 需搭配孔徑 0.2 或 0.22 微米的濾膜 2. 首次輸注時間：60 分鐘；後續輸注時間：30-60 分鐘 3. 須稀釋於 0.9% 氯化鈉溶液，最終稀釋濃度需小於 10 mg/mL

表三、臨床常見副作用

藥品學名	常見副作用
Cetuximab	痤瘡性紅疹、皮膚脫屑、皮疹、皮膚乾燥、指甲病變、低血鎂
Panitumumab	痤瘡性紅疹、紅斑、皮疹、低血鎂

第十三章：ROS-1 基因於肺癌治療之應用

作者：郭俊男

>> 藥品成分名

Crizotinib, entrectinib

>> 作用機轉

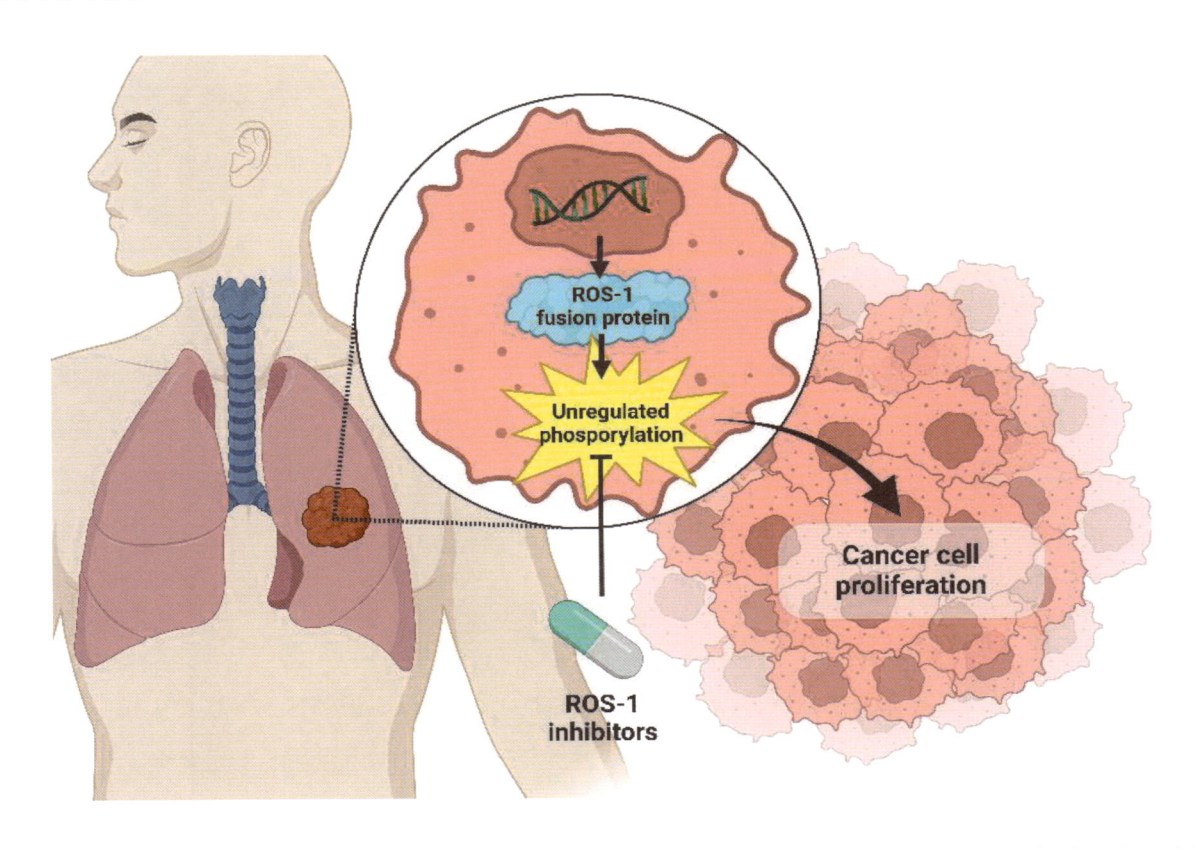

當 ROS-1 基因發生重組而產生 ROS-1 融合蛋白時，會造成 ROS-1 酪胺酸激酶的自磷酸化，並藉由過度活化下游訊息傳導路徑導致細胞增生不受限制，促發潛在致癌性。此類藥品可抑制這個磷酸化作用，產生強效且具選擇性的腫瘤細胞生長抑制作用，誘使帶有 ROS-1 融合蛋白的腫瘤細胞株發生細胞凋亡。

檢測之基因

ROS-1 gene fusion (ROS-1 gene rearrangement)

基因檢測之方式

組織免疫染色 immunohistochemistry (IHC) 的專一性不足，僅能作為篩檢工具，陽性結果須用其他專一性高的方法確認。例如臨床上最常使用螢光原位雜交 fluorescent in situ hybridization (FISH) 來確定。另外，反轉錄 PCR/ 定量反轉錄 PCR (RT-PCR/RT-qPCR)，或次世代定序 (next generation sequencing)，也可以使用。

健保給付適應症

目前 crizotinib 和 entrectinib 的衛福部適應症皆為用於治療 ROS-1 陽性之局部晚期或轉移性非小細胞肺癌的成人病人，而此適應症皆被健保所給付。此給付須經事前審查核准後使用，需檢附病理或細胞檢查報告，且須檢附 ROS-1 突變檢測報告。在治療 ROS-1 陽性之晚期非小細胞肺癌時，crizotinib 和 entrectinib 僅得擇一使用，除因病人使用後，發生嚴重不良反應或耐受不良之情形外，不得互換。

臨床實證

Crizotinib 用於 ROS-1 陽性的晚期非小細胞肺癌病人，是根據一個第一期的臨床試驗。這個研究所收入的對象，是晚期非小細胞肺癌帶有 ROS-1 重組的病人，給予 crizotinib 每日 500 mg 使用。經過篩選後，共有 50 位病患被收入，其中 7 位未曾接受過治療，43 位接受過至少一線治療。在這個族群，使用 crizotinib 的客觀反應率為 72%，平均的用藥時間是 64.5 週，無疾病惡化存活期是 19.2 個月。在額外追蹤 46.2 個月後，無疾病惡化的時間與先前的資料相似 (19.3 個月)，而平均的存活時間是 51.4 個月。

Entrectinib 用於 ROS-1 陽性的晚期非小細胞肺癌病人，是根據三個小型的第一期及第二期試驗結果之集合 (ALKA-372-001, STARTRK-1, 和 STARTRK-2)。在這三個研究中，共有 161 位病患被收入分析，其中 60 位未曾接受過治療，101 接受過至少一線治療。在平均追蹤 15.8 個月後，受試者的平均用藥時間是 10.7 個月，腫瘤客觀反應率是 67.1%，無疾病惡化存活期是 15.7 個月，而平均存活期尚未達中位數。在有腦部轉移的病人，其中 51.8% 尚未達到腦部疾病惡化。

臨床使用注意事項

Crizotinib 的常用劑量為每日兩次，一次 250 mg，可與食物併服或空腹服用。其為中高致吐性，根據 NCCN 指引建議，可考慮給予適當止吐藥作為預防性使用。由體外研究的資料顯示，crizotinib 預期會抑制腸道 P-gp 的作用。若 crizotinib 治療期間同時接受 P-gp 受質的藥物治療 (如 digoxin、dabigatran、colchicine、pravastatin)，可能會增強其治療效果與不良反應。因此建議 crizotinib 與這類

藥物合併投予時，建議進行嚴密的臨床監視。Crizotinib 為 CYP3A4 受質，因此在處方藥品時，須留意病患的用藥中，是否存在 CYP3A4 抑制劑或誘導劑。強效的 CYP3A4 抑制劑（例如 atazanavir、ritonavir、itraconazole、ketoconazole、posaconazole、voriconazole、clarithromycin、erythromycin），可能會增加 cirzotinib 的血中濃度，進而增加不良反應的風險，應盡量避免使用。強效的 CYP3A4 誘導劑（例如 carbamazepine、phenobarbital、phenytoin、rifampicin），會減少 crizotinib 的效果，建議避免使用。此外，crizotinib 可能會造成 QTc 間隔延長，應避免併服其他已知或可能造成 QTc 間隔延長的藥物。

Entrectinib 的常用劑量為每日一次，每次 600 mg，可與食物併服或空腹服用。Entrectinib 同為 CYP3A4 受質，因此在使用時，應避免併服中強效的 CYP3A4 抑制劑或誘導劑，也應避免葡萄柚製品。如有需要併服 CYP3A4 抑制劑，應考慮降低 entrectinib 劑量。當與中效 CYP3A4 抑制劑併服時，建議調整劑量為每日 200 mg，當與中效 CYP3A4 抑制劑併服時，建議調整劑量為每日 100 mg。此外，entrectinib 有造成 QTc 間隔延長的風險，應避免併服其他已知或可能造成 QTc 間隔延長的藥物。

臨床常見副作用

Crizotinib 常見的副作用，以胃腸道症狀為主，例如腹瀉 (60%-61%)、噁心 (55%)、嘔吐 (46%)，另視覺異常的症狀也常見到 (60%-71%)，其他常發生的副作用，包括水腫 (31-49%)、淋巴球減少 (48%-51%)、嗜中性白血球減少 (49%-52%)、肝功能指數異常 (61%-79%)、腎功能異常 (38%)。因此治療過程中，需定期監測肝腎功能、QT 間隔及全血球數。

Entrectinib 常見的副作用，包含水腫 (40%)、電解質異常（高血鈉：35%、低血鈣：34%、低血磷：30%)、胃腸道症狀（便祕：41%-46%、腹瀉：35%-37%、噁心：34%、味覺異常：44%)、血球症狀（貧血：53%-67%、白血球減少：46%、淋巴球減少：40%、淋巴球增多：33%)、肝功能指數上升 (36%-53%)、神經症狀（頭暈：38%、感覺遲鈍：34%、疲倦：30%-48%)、肌酸酐上升 (73%-84%)、呼吸困難 (30%)。因此治療過程中，需定期監測肝功能。此外，有少數病人可能會產生高尿酸血症及 QTc 間隔延長，因此也建議定期監測血中尿酸值及 QTc 間隔。

參考文獻

1. Shaw AT, Ou SH, Bang YJ, and etc. Crizotinib in ROS1-rearranged non-small-cell lung cancer. N Engl J Med. 2014 Nov 20;371(21):1963-71
2. Shaw AT, Riely GJ, Bang YJ, and etc. Crizotinib in ROS1-rearranged advanced non-small-cell lung cancer (NSCLC): updated results, including overall survival, from PROFILE 1001. Ann Oncol. 2019 Jul 1;30(7):1121-1126
3. Dziadziuszko R, Krebs MG, De Braud F, and etc. Updated Integrated Analysis of the Efficacy and Safety of Entrectinib in Locally Advanced or Metastatic ROS1 Fusion-Positive Non-Small-Cell Lung Cancer. J Clin Oncol. 2021 Apr 10;39(11):1253-1263
4. 圖片來源：Created in BioRender. Chou, S. (2025) https://BioRender.com/y09p123

致 謝

感謝台北病理中心顧文輝執行長撰寫基因檢測，感謝張偉嶠教授及趙明德藥師的審閱。

表一、臨床試驗資料摘要

藥品學名	研究對象	對照的治療方式	主要研究結果	參考文獻
Crizotinib	帶有 ROS-1 陽性的晚期非小細胞肺癌病人	無	ORR: 72% PFS: 19.2 月 OS: 51.4 月	1, 2
Entrectinib	帶有 ROS-1 陽性的晚期非小細胞肺癌病人	無	ORR: 67.1% PFS: 15.7 月 OS: not reached	3

表二、臨床使用注意事項摘要

藥品學名	使用劑量	給藥注意事項	藥物或食物交互作用
Crizotinib	250 mg BID	中高致吐性	1.CYP3A4 抑制劑與誘導劑 2. 葡萄柚 3.QTc 間隔延長之藥物
Entrectinib	600 mg QD	無	1.CYP3A4 抑制劑與誘導劑 2. 葡萄柚 3.QTc 間隔延長之藥物

表三、臨床常見副作用

藥品學名	常見副作用
Crizotinib	水腫、腹瀉、噁心、嘔吐、淋巴球減少、嗜中性白血球減少、肝功能指數上升、視覺異常、腎功能變差
Entrectinib	水腫、高血鎂、高血鈉、低血鈣、低血磷、便秘、腹瀉、味覺異常、噁心、貧血、白血球減少、淋巴球減少或增加、頭暈、感覺遲鈍、疲倦、血中肌酐酸增加、呼吸喘、肝功能指數上升

國家圖書館　品預　編目(CIP)資料

健保伴隨式基因檢測抗癌藥物指引 / 郭俊男, 顧文輝, 吳天元, 忻彥君, 周聖博, 林泊宏, 張晴雯, 陳承維, 馮聖翔, 趙明德, 劉玟彤, 蔡宜珊合著 ; 張偉嶠, 郭俊男總編輯. -- 初版. -- 臺北市 : 台灣藥物基因體學會, 2025.04

面 ; 公分

ISBN 978-626-99523-0-4(平裝)

1.CST: 癌症 2.CST: 基因療法 3.CST: 藥物治療

417.8　　　　　　　　　　　　　　　　　　　　114001911

健保伴隨式基因檢測抗癌藥物指引

總編輯	：	張偉嶠、郭俊男
作　者	：	郭俊男、顧文輝、吳天元、忻彥君、周聖博、林泊宏、張晴雯、陳承維、馮聖翔、趙明德、劉玟彤、蔡宜珊
發	：	台灣藥物基因體學會
者	：	台灣藥物基因體學會
地　址	：	台灣台北市信義區吳興街 250 號
電　話	：	886-2-27361661
刷　次	：	初版一刷，2025 年 4 月
定　價	：	新台幣 600 元整

ISBN：978-626-99523-0-4

First published 2025

by The Pharmacogenomics Society of Taiwan 100301 No.250, Wuxing St., Xinyi Dist., Taipei City TAIWAN

本書版權所有©2025 台灣藥物基因體學會

版權所有・翻印必究